Höfler

Der kleine Atem-Coach

AF791223

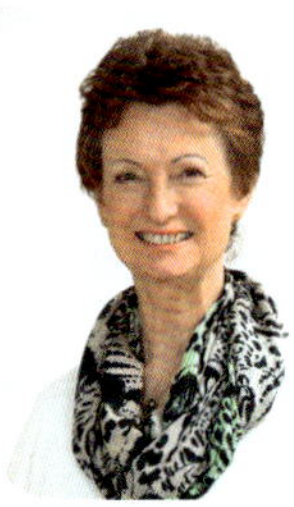

Heike Höfler ist staatl. geprüfte Sport- und Gymnastiklehrerin mit jahrzehntelanger Berufserfahrung, zum einen in einer Klinik für Atemwegserkrankungen, zum anderen seit 2002 als selbstständig arbeitende Kursleiterin, u. a. für Bildungswerke, Krankenkassen und Betriebe. Ihre ganzheitlichen Kurse rund um die Themen Kiefer, Augen, Nacken, Gesicht, Atem und Entspannung erfreuen sich großer Beliebtheit. Bekannt wurde Heike Höfler durch TV- und Radiosendungen. Bei TRIAS sind ihre Bücher »Die besten Übungen für den Atlas-Wirbel«, »Fitness-Training fürs Gesicht«, »Atementspannung«, »Entspannungstraining für Kiefer, Nacken, Schultern«, »Feldenkrais«, »Nacken & Schultern entspannen«, »Der kleine Coach für Kiefer & Nacken«, »Der kleine Augen-Coach« sowie einige CDs wie »Kiefer-Entspannung« oder »Abend-Entspannung« erschienen. Mehr erfahren Sie unter: www.heike-hoefler.de

Heike Höfler

Der kleine Atem-Coach

Atemübungen bei Long Covid, Asthma und COPD

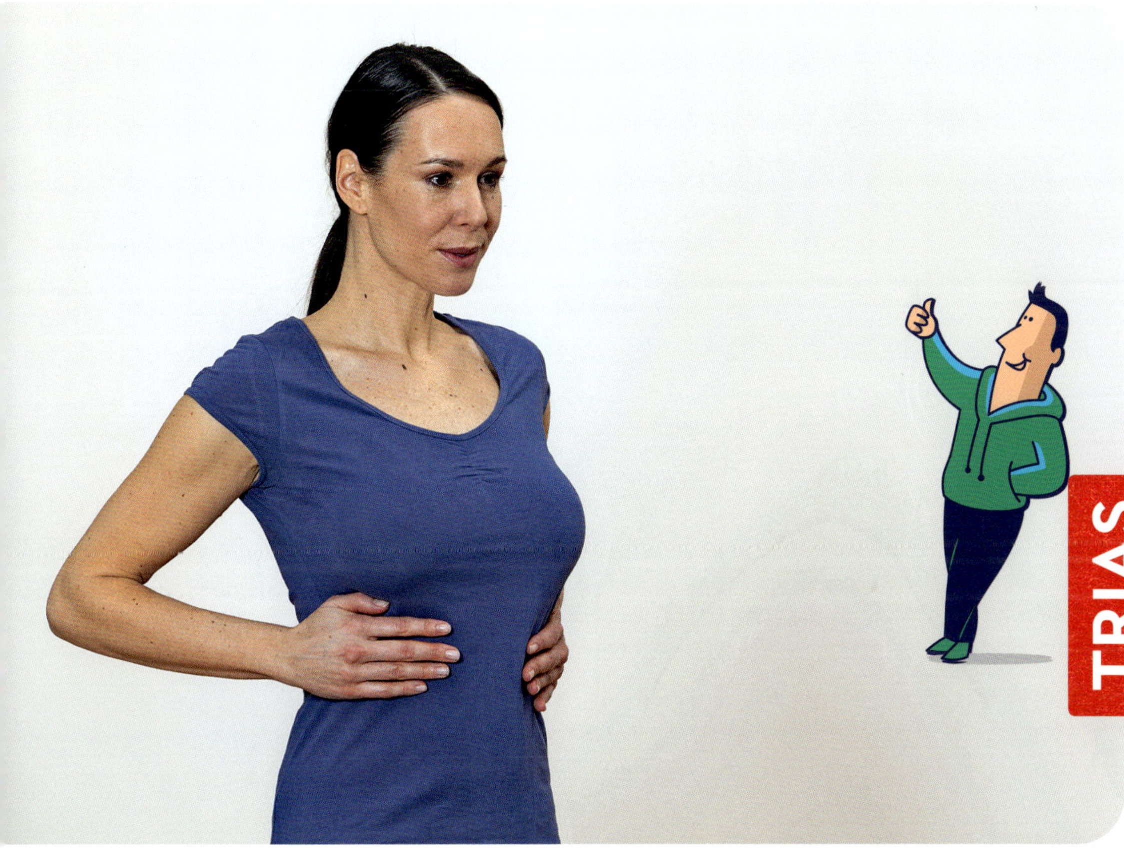

TRIAS

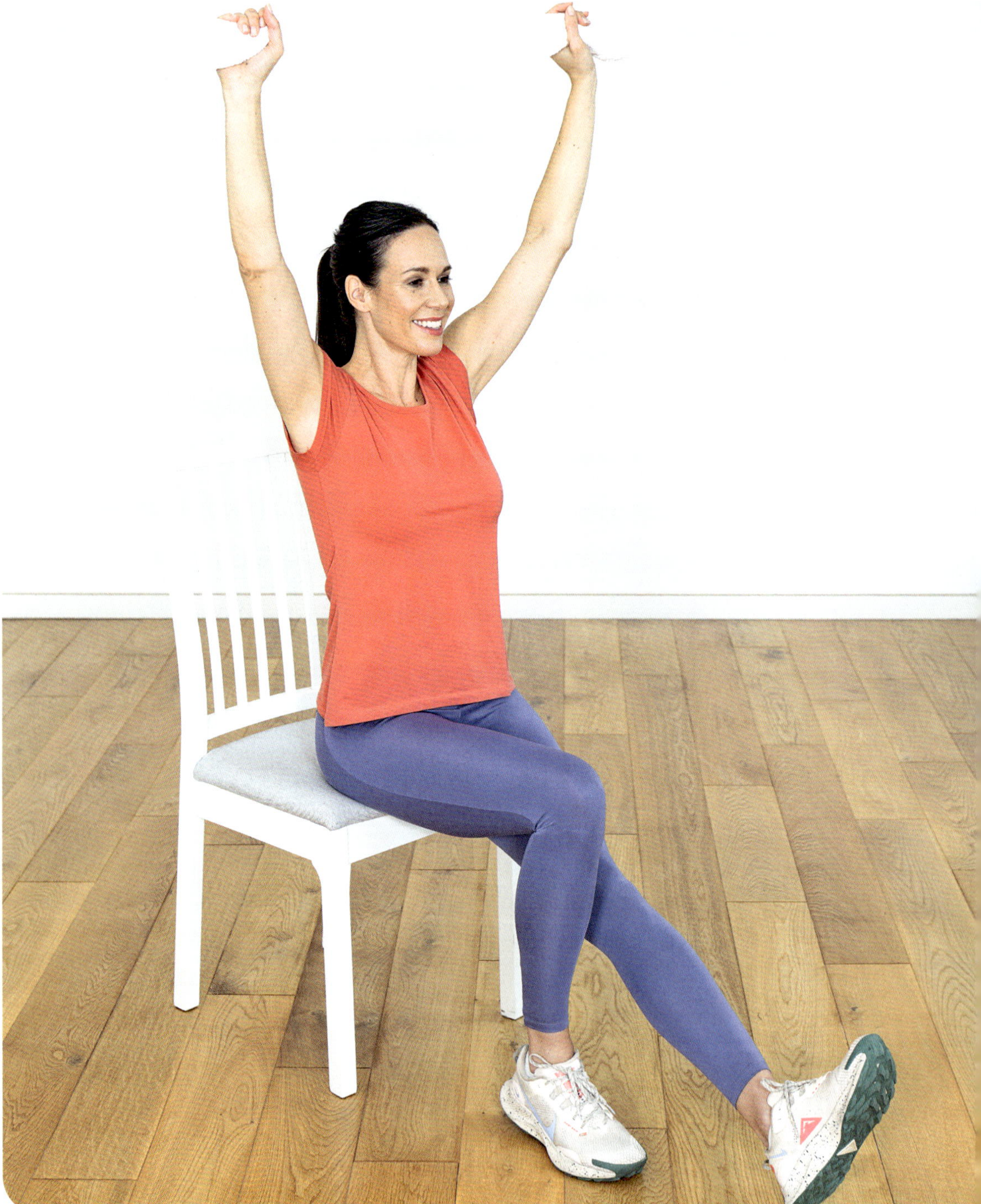

Übungsprogramme

Vorwort

Dass der Atem eine enorme Heilkraft in sich birgt, durfte ich schon vor vielen Jahren während meiner langjährigen Tätigkeit in einer Kurklinik für Atemwegserkrankungen erfahren. Dort leitete ich die Atemgruppen für Asthma- und COPD-Erkrankte. Aber auch Patienten nach Lungenoperationen und Menschen mit einer Herz-Kreislauf-Schwäche waren anwesend und profitierten von den Atemübungen. Später leitete ich auch Atemkurse für Volkshochschulen, Krankenkassen und Bildungswerke.

In der Kurklinik und am Ende eines Kurses wurde ich meist gefragt, ob ich nicht meine vielseitigen Übungen aufschreiben könnte, damit man die wunderbaren Übungen auch zu Hause weitermachen könne. Die Menschen hatten wahrgenommen, wie gut ihnen die Übungen taten.

Dieser praktische Ratgeber soll allen eine Hilfe zur Selbsthilfe sein. Wenn Sie zu Hause für Ihre Lunge, Ihren Körper, Ihr Wohlgefühl oder Ihr Gehirn etwas Gutes tun wollen, beschäftigen Sie sich mit dem »tiefen, freien, natürlichen Atem« und lassen Sie die Übungen aus diesem Buch in Sich wirken. Nehmen Sie sich im Alltag immer wieder Zeit, Ihren Atem zu beobachten, sodass er tief und gehaltvoll werden und bleiben kann und fügen Sie die eine oder andere Atemübung in Ihren Tagesablauf ein. Nehmen Sie sich auch immer wieder Zeit für ein Atem-, Dehn- und Bewegungsübungsprogramm. So können Sie die alte Gewohnheit des oberflächlichen, flachen Atmens ändern, die Lunge erfrischen und Regenerationskräfte für jede Zelle anregen. Und jetzt heißt es, erst einmal tief durchatmen, auftanken und Kraft tanken.

» *Das Kraut des Internisten und das Messer des Chirurgen heilen von außen, doch der Atem heilt von innen.*

Geleitwort

Die Atmung – (über-)lebenswichtig und dennoch unbeachtet, in der Aufmerksamkeit völlig vernachlässigt. Auch wenn vieles bei der Atmung automatisiert stattfindet, bestehen sehr uneffektive Gewohnheiten. Diese wiederum reduzieren die Belastbarkeit im Alltag, befreites Durchatmen wird erschwert und das eigene körperliche Wohlbefinden wird vernachlässigt. Die Lebensqualität und Mobilität werden eingeschränkt.

Dieser Atem-Coach schafft es, mit einer sinnvollen und verständlichen Darstellung, gemischt aus Theorie zur Atmung und dem Atmungssystem und vielen Übungen, die Atmung wieder effektiver und bewusster zu machen und zur Unterstützung im Alltag zu schulen. Neben dem Schwerpunkt auf den bekannten Atemwegserkrankungen Asthma und COPD ist auch die Einschränkung der Atmung aufgrund von Covid-19 ein Schwerpunkt dieses kleinen Ratgebers – zur Umsetzung für und im Alltag.

Dieses Buch ist aber nicht nur eine Empfehlung für das Krankheitsmanagement der genannten Erkrankungen, sondern auch für alle, die sich wieder bewusster auf ihren Körper und ihre Atmung konzentrieren wollen.

Michaela Frisch
Stellv. Vorsitzende AG Lungensport in Deutschland e.V.
Referentin Innere Medizin Bereich Lunge, Lizenzverlängerung Lungensport, Long-/Post-Covid

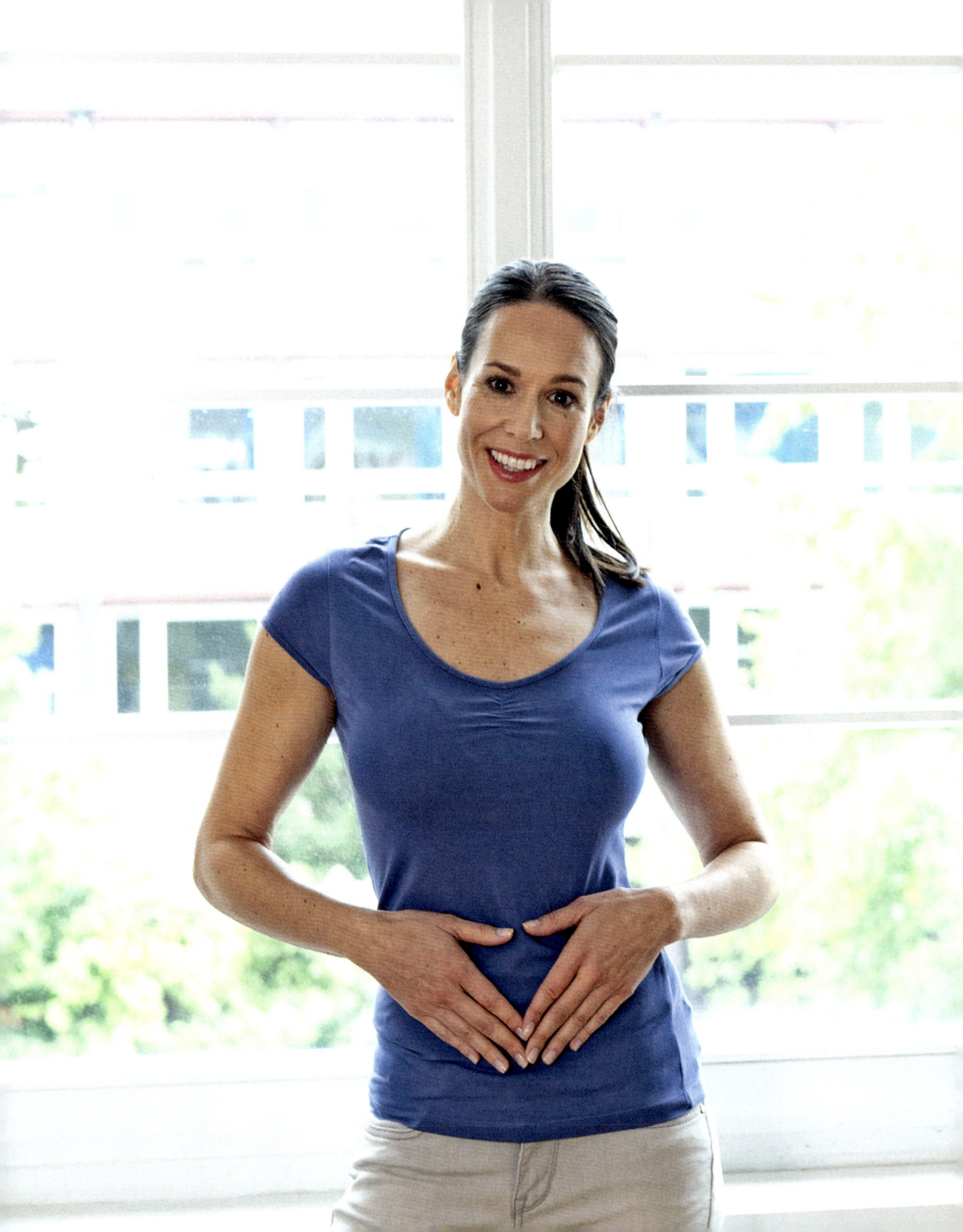

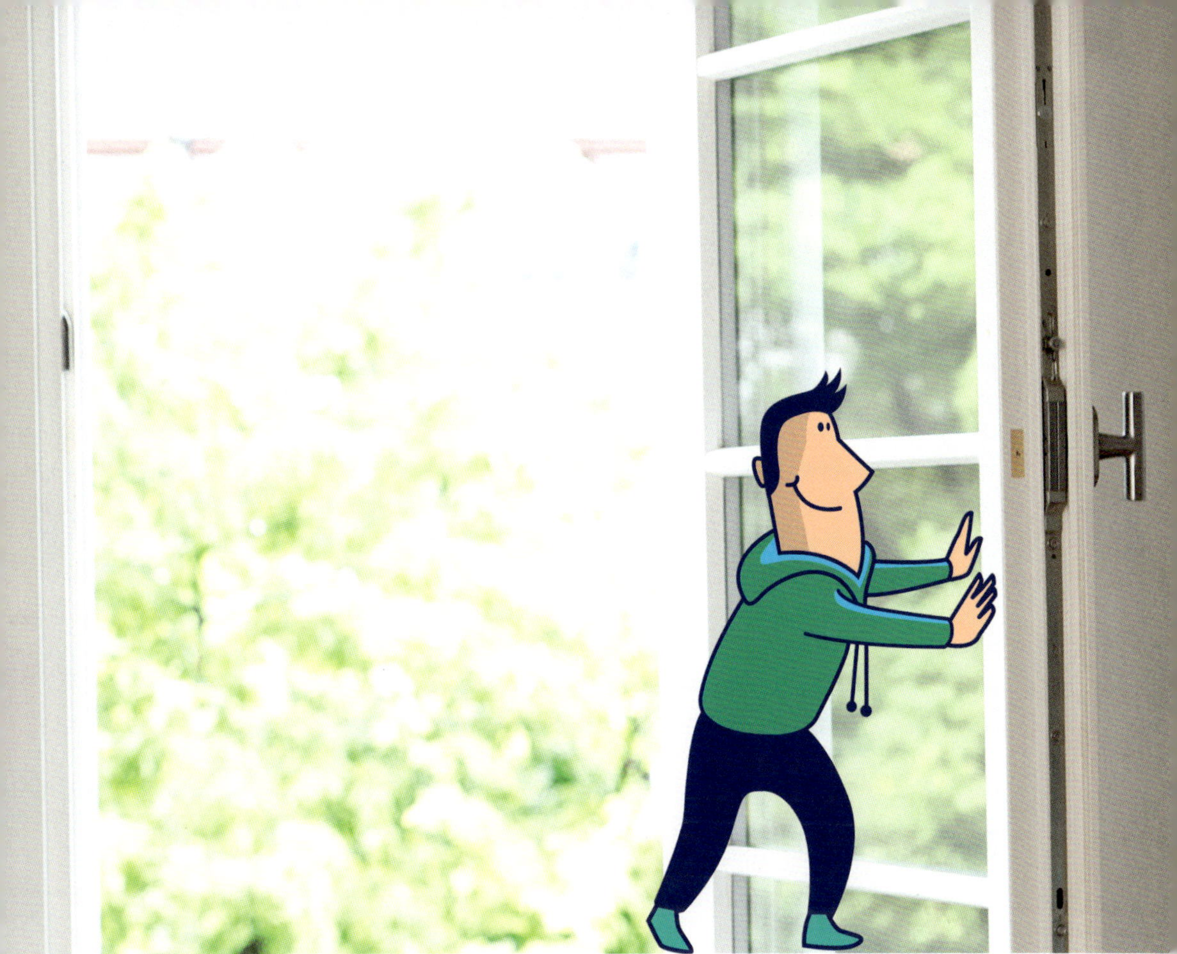

Alles über Ihren Atem

Machen Sie sich den tiefen Atem wieder bewusst und erleben Sie ihn als Kraft- und Energiequelle für Gesundheit und Wohlbefinden, als Sauerstoffspender und Reiniger.

Die Heilkraft des Atems

Ich möchte Sie in diesem Ratgeber mit dem Heil-Atem, dem »Universal-Heilmittel« – wie es Dr. med. Erwin Gross in seinem Buch »Heilatmung für jeden« beschrieb – vertraut machen.

Dr. Gross schrieb, dass die richtige Atmung das beste und wirkungsvollste Heilmittel darstellt, das uns die Natur zur Verfügung stellt … und dass »richtiges Atmen« die beste Methode der Sauerstoffzufuhr ist. Er wies auch darauf hin, dass es dafür für fast alle Interessierten einer »Gewohnheitsänderung« bedarf. Dies stimmt in der heutigen Zeit mehr denn je. Denn die meisten Menschen haben den »natürlichen Atem verloren«. Deshalb ist eine Gewohnheitsänderung von Nöten. Ganz besonders das Zwerchfell kam in den letzten Jahrzehnten viel zu kurz. Stress, bewegungsarme Berufe, gekrümmte Haltungen oder enge Gürtel forcierten eine Hochatmung, bei der das Zwerchfell kaum noch mitspielte, dabei ist es eigentlich der »Dirigent im Atemorchester«.

Der »tiefe Atem« hat für jeden Menschen eine energievolle, zellerneuernde und gleichzeitig entspannende, stressreduzierende Wirkung. Auch die Gehirn- und Hautzellen profitieren davon. Für Menschen mit Atemwegs- sowie Herz-Kreislauf-Erkrankungen, nach einer

Ansteckung mit dem Corona-Virus oder Menschen, die über Muskelschmerzen, Migräne, Kopfweh und dergleichen klagen, profitieren alle von Atemübungen. Der verbesserte Gasaustausch wirkt sich positiv auf alle Organe, auf jede einzelne Zelle aus. Sauerstoff ist Leben und gesundes Atmen bedeutet Aktivierung aller Selbstheilungskräfte.

Warum richtiges Atmen so wichtig ist

Der Atem kann vieles. Der tiefe Atem kann Beschwerden, Krankheiten sowie seelische Anspannungen lindern, Nerven und Gedanken zur Ruhe bringen, Schmerzen und Muskelverspannungen sowie Faszienverklebungen lösen. Über den tiefen Atem können Sie Stress, Wut, Unwohlsein, ungute Gefühle, Muskelverspannungen, Kopfschmerzen, Kreislaufprobleme und organische Leiden weg- bzw. überatmen oder einfach günstig beeinflussen.

Der Atem ist »Medizin aus Luft«. Und er steht Ihnen und allen Menschen zur Verfügung. Atemübungen wirken auf jede Zelle erfrischend, auf das Gehirn vitalisierend und konzentrationsfördernd, auf die Gedanken und Nerven beruhigend wie eine liebevolle Umarmung. Auch bei den meisten Entspannungsmethoden spielt der Atem die tragende Rolle. Denn während der rasche und oberflächliche Atem uns nicht zur Ruhe kommen lässt, regt der langsame, natürliche, tiefe Atem das vegetative Nervensystem dazu an, den Ruhemodus einzulegen.

Richtiges und falsches Atmen

Der natürliche Atem ist vielen Menschen verloren gegangen – das ist eine Erkenntnis von Medizinern und Atemtherapeuten. Dies betrifft nicht nur Menschen mit Atemwegserkrankungen. Viele atmen nur noch flach, kurz, oberflächlich und gestresst. Nichts reagiert nämlich so intensiv auf unsere Lebensweise wie der Atem. Dauernde Anspannungen, Sitzmarathons, Krankheiten und viel zu wenig Bewegung lassen den tiefen Atem verkümmern und lassen in starren, verkrampften Körperwänden nur noch eine »Mini-Atmung« zu. Der Mensch atmet dann sozusagen mit »angezogener Handbremse«. Durch Atem-Bewusstsein und Atemübungen können wir aber eine »Befreiung des Atems« erreichen. Atem-, Dehnungs- und

Bewegungsübungen sorgen für mehr Weite im Brustkorb und in der Lunge. Areale, die brach lagen, werden wieder aktiviert und die Sauerstoffversorgung sowie die Reinigung jeder Körperzelle wird dadurch verbessert. Das Zwerchfell, der wichtigste, aber auch verschlafenste Atemmuskel, wird aus seinem Dornröschenschlaf aufgeweckt.

Hat sich über die Jahre hinweg falsches Atmen erst einmal verfestigt, braucht es Zeit, sich umzugewöhnen. Nicht selten beginnt das flache, oberflächliche Atmen schon in der Schulzeit, wenn die Schüler lange Zeit sitzen müssen. Kommen dann noch hohe Leistungsanforderungen oder andere innere Anspannungen dazu, ist es vorbei mit der Leichtigkeit und der natürliche Atemfluss geht verloren. Man atmet nicht mehr in die Tiefe.

Später sitzen viele an Schreibtisch oder Computer und in der Freizeit beschäftigt man sich mit dem Smartphone oder sitzt vor dem Fernseher. Die dauernde Sitzhaltung, meistens mit gekrümmtem Rücken und oft hoch- oder nach vorne gezogenen Schultern, behindert die tiefe Bauchatmung jeden Tag. Auch Stress und das Gefühl, unter Druck zu stehen, machen den Atem oberflächlich und flach. Denn unter Anspannung oder Stress atmen wir mehr in den Brustkorb und atmen schnell und hastig. Der Atemrhythmus wird ungleichmäßig; häufig wird der Atem abgehackt oder gepresst.

Was uns den Atem raubt

In der heutigen Zivilisation haben wir immer mehr das Gefühl für den gesunden Atem und den natürlichen Atemrhythmus verloren. Warum?

Mangelnde Bewegung und Bewegungsimpulse sind die Hauptgründe. In der heutigen Zeit nutzen die meisten Menschen nur einen Bruchteil ihres Atemvolumens. Der Schul-, Studien- und Berufsalltag ist meistens von Bewegungslosigkeit geprägt und auch in der Freizeit

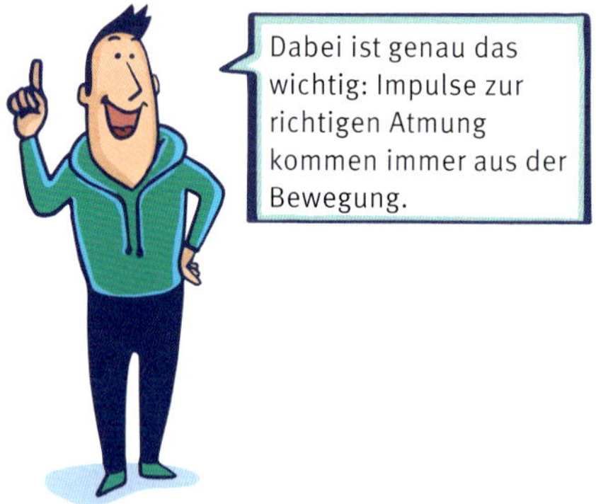
Dabei ist genau das wichtig: Impulse zur richtigen Atmung kommen immer aus der Bewegung.

sitzen viele vor einem Bildschirm oder Display. In dieser Position und diesem starren Bewegungsalltag wird nur ein kleiner Teil der Lunge gebraucht. Das eigentlich mögliche Lungenvolumen wird nicht genutzt. Die Haltung behindert die Atmung.

Schlechte Haltung: Durch das viele Sitzen ist die Bauchatmung eher eingezwängt und der Atem findet meist nur noch im oberen Brustkorbbereich statt. Selten sitzen oder stehen wir aufrecht; meistens eher etwas gebeugt, wodurch die Lungen eingeengt sind und wenig Platz haben, sich zu entfalten.

Psyche und Stress hängen sehr eng zusammen. Der Atem reagiert auf jeden Gedanken und jedes Gefühl. Bei Stress, Ängsten und Sorgen ziehen wir oft die Schultern hoch und nach vorne. Wir »igeln« uns ein. Der Brustkorb wird enger und starrer; der Atem flacher, oberflächlicher und kurz. Die Angst schnürt uns die »Kehle zu«. In Schrecksekunden »stockt uns der Atem«. In Stresssituationen wird sowieso nur noch flach geatmet. Versuchen Sie mal, in gebeugter Haltung tief Luft zu holen. Das ist so gut wie unmöglich.

Falsches Atmen

Viele Menschen füllen beim Einatmen nur den oberen Teil der Lunge. Manche ziehen sogar die Schultern dabei leicht nach oben und verkrampfen immer mehr in diesem Bereich. Die obere Atmung wird oft als »Stressatmung« bezeichnet. Das Problem: Der Atem kann so nicht tief und lang werden. Beobachten Sie deshalb immer wieder Ihre Schultern beim Atmen. Die Bauchatmung, die noch jedes Baby kann, ist vielen verloren gegangen. Dabei macht die Bauchatmung normalerweise ⅔ der gesamten Atmung aus. Beim »paradoxen Atmen« zieht man sogar beim Einatmen den Bauch ein: Das Zwerchfell bewegt sich dann beim Einatmen nach oben statt nach unten. Man zieht also eher den Bauch ein und weitet nur den Brustkorb übermäßig. Die Lunge kann sich jedoch nicht nach unten ausweiten.

Eine fast ausschließliche Mundatmung gehört auch zu den Atemfehlern. Dadurch muss das Zwerchfell weniger arbeiten und schwächt ab. Die kalte Luft fließt ungehindert, ungefiltert und trocken in die Lunge.

Ein weiterer Fehler besteht im Atemrhythmus. Die Atemzüge sind häufig unregelmäßig, hektisch oder zu kurz. Die Ausatmung geschieht schnell, sodass für den Gasaustausch zu wenig Zeit bleibt und zu viel verbrauchte Luft in den Lungen bleibt. Dadurch, dass die Lunge nie ganz leer wird, wird die verbrauchte Luft in den Atemwegen nur hin und her geschoben. Lunge und Körper werden nur ungenügend mit Sauerstoff versorgt und Gewebe und Organe schlecht durchblutet.

Richtiges Atmen – ökonomisches Atmen

Gesundes Atmen heißt »natürlich« atmen. So wie es die Natur vorgesehen hat. Beim natürlichen Atem sind das Zwerchfell und die Zwischenrippenmuskeln (Atemmuskeln) beteiligt. Beim Atemvorgang bewegen sich Bauch und Brustkorb (Zwerchfell-, Brust- und Flankenatmung).

Ökonomisch Atmen heißt, mit möglichst wenig Kraftaufwand die Lungen zu durchlüften und den Atem durch den Körper fließen zu lassen. Dies ist nur möglich, wenn die Atemmuskeln optimal eingesetzt werden. Das Zwerchfell bzw. die »Bauchatmung« spielen dabei eine bedeutende Rolle. Dies gilt für gesunde, gestresste und für kranke Menschen gleichermaßen. »Gesundes Atmen« ist »langsames Atmen«. Je beweglicher dabei die Körperwände im Brustkorbbereich sind, desto besser ist es. Der Atemrhythmus ist gleichmäßig, wobei die Ausatmung etwas länger ist als die Einatmung.

Was bewirkt richtiges, gesundes Atmen?

Atemübungen und ruhige tiefe Atemzüge bewirken immer eine Sauerstoffdusche für den gesamten Organismus und gleichzeitig Reinigung. Auch die Lunge kann sich erholen, die Lungenbläschen werden in ihrer Gesamtheit angesprochen, gebraucht und dadurch gesund erhalten.

Körper, Geist und Seele können aufatmen und werden mit Sauerstoff und Energie versorgt. Der tiefe langsame Atem wirkt sich ganzheitlich immer positiv aus. Man fühlt sich besser und wohler, Nerven und Stimmungen kommen zur Ruhe, das Gehirn arbeitet klarer und jede Körperzelle wird mit dem lebenswichtigen Sauerstoff versorgt und gleichzeitig von Ablagerungen und Stoffwechselschlacken gereinigt. Langsames Ausatmen verlängert nicht nur den Gasaustausch, sondern bewirkt Entspannung. Dies ist wichtig für die oft verkrampften, verhärteten Muskeln um Brustkorb- und Schulterbereich. Aber entspanntes Atmen beeinflusst auch die kleinen glatten Muskeln um die Bronchien günstig, die häufig sehr angespannt sind und das Entweichen der Luft erschweren; vor allem bei Asthma und COPD.

Durch kombinierte Atem-, Dehn- und Bewegungsübungen erfährt jeder Übende mehr Leichtigkeit beim Atmen und mehr Weite in Brustkorb und Lunge. Ein Engegefühl kann dadurch aufgehoben werden. Mit den erprobten, vielseitigen Übungen in diesem Buch kann jeder selbst aktiv dazu beitragen, die Lunge mit ihren 300 Millionen Lungenbläschen in jedem Winkel zu belüften und das Atemvolumen zu verbessern. Auch die feinen Bronchien, die häufig verengt und verschleimt sind, profitieren von den Übungen. Starre, steife, unflexible Brustkorbwände, die die Lungenentfaltung behindern, werden durch spezielle Übungen wieder weit, flexibel und mobil gemacht. In diesem Ratgeber finden Sie Tipps und viele Übungen, wie Sie wieder zum tiefen Atem kommen können und die Lunge sowie jede Körperzelle »durchpustet« und gereinigt werden. Dazu wird der »Ruhenerv« (Vagus) angesprochen, der für Entspannung sorgt. Dies ist für verengte, verkrampfte Bronchien sehr wichtig.

Eine Kombination der vielseitigen Übungen macht das Üben effektiv und führt am besten zu Erfolgen.

Warum ist richtiges Atmen so wichtig

- Hilfe bei Asthma, COPD, Long Covid, Kopfschmerzen und anderen Krankheiten
- Sauerstoffdusche für jede Zelle
- Blutdruck wird gesenkt
- Entlastung für das Herz
- (Zell-)Stoffwechsel wird angekurbelt
- Bis zu 70 Prozent der Gift- und Schadstoffe werden ausgeatmet; erst dann folgen Ausscheidungen der Giftstoffe über Haut (Schweiß), Blase und Darm
- Immunsystem und Selbstheilungskräfte werden aktiviert
- Ruhe, Gelassenheit; guter Schlaf
- Superkraft gegen Stress
- Entspannung entsteht
- Konzentration und Kreativität werden gefördert

Kleine Anatomie

Verschaffen Sie sich einen kleinen Überblick über das Atemsystem, um sich die Atmung besser vorstellen zu können.

Zu den oberen Atemwegen zählen Nase, Rachen und Kehlkopf. Ab der Luftröhre beginnen die unteren Atemwege. Die Lunge zeichnet sich durch sage und schreibe 300 Millionen Lungenbläschen aus, die in ausgebreiteter Form einen Tennisplatz ergeben würden.

Die Reise des Atems

Eingang: Die Atemluft tritt durch die Nasenhöhle (bei manchen durch die Mundhöhle, das ist aber ungünstig) ein. Dort verteilt sie sich in den Nasenneben- und Stirnhöhlen, die hinter Nase, Augen und Stirn liegen.

Flur: Über den Rachen gelangt die Luft durch eine lange Röhre bis zum Eingang der Lungenflügel.

Labyrinth-Organ: Die Lunge wird auch als »Labyrinth-Organ« bezeichnet. Von der Lunge gehen zwei Äste ab, die sich in der Lunge zu immer dünneren Bronchien (Äste und Zweige) verzweigen. Denken Sie an einen umgedrehten Baum. Am

Ende dieser immer dünner und enger werdenden Wege befinden sich die Lungenbläschen. Sie sehen aus wie Trauben.

Trauben: Die Lungenbläschen sind von einem Netzwerk feiner Blutgefäße umschlossen. In ihnen findet der Gasaustausch statt. Hier geht der Sauerstoff aus der eingeatmeten Luft in das Blut über und das Kohlendioxid aus dem Blut in die Lunge, von wo es ausgeatmet wird.

Taxi: Das Blut nimmt im Vorbeiziehen den Sauerstoff auf und gibt gleichzeitig das Kohldioxid ab. Es fungiert wie ein Taxi.

Der Sauerstoff bindet sich an die roten Blutkörperchen und wird überall hingefahren – bis in die entlegenste Zelle – und Kohlendioxid wird abgegeben. Wenn wir langsam atmen, bleibt für diesen Austausch mehr Zeit.

Motor: Der Motor für das »Blut-Taxi« ist das Herz.

Kraftwerke: An der gewünschten Körperstelle, z. B. einer Muskel-, Herz- oder Hirnzelle, geht der benötigte Sauerstoff in die Zelle über und die Abfallstoffe werden zurück transportiert.

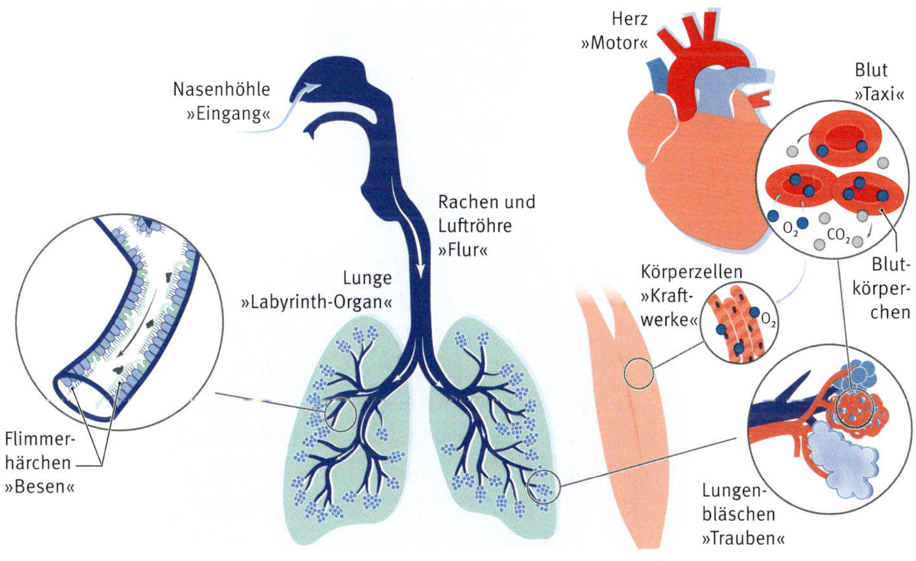

Besen: Feine Flimmerhärchen kleiden den größten Teil der Flure und Gänge, unsere Atemwege, aus. Sie haben einen superwichtigen Job: Sie kehren Staub, Viren und Fremdpartikel, die in die Bronchien gelangt sind, aus. Wie auf einem schleimigen Förderband werden die unerwünschten Partikel von den rhythmisch schlagenden Flimmerhärchen in einer andauernden Wellenbewegung von den Bronchien in Richtung Rachen befördert, von wo aus sie heruntergeschluckt oder ausgehustet werden.

Die Aufgabe des Atems

Aufgabe der Atmung ist es, den Sauerstoff für die Zellen zu gewinnen und das beim Verbrennungsvorgang entstehende Kohlendioxid zu entsorgen. Dies ist dauernd nötig, da unser Körper Sauerstoff nicht speichern kann. Deshalb sollte eine lebenslange Pflege der Lunge nie zu kurz kommen und zum Alltag gehören.

Bedenken Sie, dass unsere Zellen sich ständig erneuern, eine Muskelzelle alle 15 Jahre, eine Knochenzelle alle zehn Jahre, eine Blutzelle alle drei Monate und eine Hautzelle alle vier Wochen. Nur die Zellen in der Augenlinse sind so alt wie wir selbst.

Regelmäßige Bewegung an der frischen Luft wie Spazierengehen im Wald, im Park oder am Wasser tut der Lunge und allen Körperzellen gut. Und natürlich Gymnastik- und Atemübungen, auch am offenen Fenster.

Um die Aufnahme von Sauerstoff und die Abgabe von Kohlendioxid zu gewährleisten, werden pro Minute etwa sechs Liter Luft ein- und wieder ausgeatmet. Normalerweise macht ein Erwachsener 12–15 Atemzüge in der Minute.

Die Steuerung des Atems – Atemzentrum

Die Atmung findet in der Regel unbewusst statt. Sie wird vom Atemzentrum im Gehirn gesteuert, denn sie gehört zu den sogenannten autonomen Grundfunktionen des Körpers – wie auch der Herzschlag und die Verdauung. Das Atemzentrum besteht aus vielen einzelnen Nervenzellen und liegt im verlängerten Rückenmark im Bereich des Genicks. Wie ein Autopilot sorgt es für die Anpassung der Atmung an die jeweilige Stoffwechselsituation und bewirkt entweder ein Zusammenziehen oder Erschlaffen der Atemmuskulatur.

Das Atemzentrum verfügt über zwei »Fühler«: Der eine misst die Menge an CO_2 im Blut, der andere den O_2-Gehalt. Dazu melden Chemorezeptoren, die in den Blutgefäßen sitzen, dem Gehirn die CO_2- und O_2-Konzentrationen. Der Kohlendioxidgehalt ist für die Steuerung der Atmung am wichtigsten. Ist der CO_2-Wert im Blut zu hoch, z. B. weil man joggt, Sport macht oder schwer arbeitet, wird das Atemzentrum dazu angeregt, die Atemfrequenz zu erhöhen und die Atemmuskeln mehr zu aktivieren. Die Atemzüge werden häufiger und tiefer. Dieser Reflex wird dann aktiviert, wenn der Körper vermeintlich mehr Sauerstoff benötigen könnte. Dies kann jedoch auch in Situationen mit psychischem Stress passieren.

Der Atemregler kann sich verstellen, beispielsweise, wenn wir ständig angespannt sind und uns gestresst fühlen. Aber auch bei Menschen mit einer lang andauernden chronischen Lungenerkrankung. Hier hat sich das Atemzentrum an eine ständig erhöhte CO_2-Konzentration im Blut gewöhnt. Deshalb ist nicht mehr der CO_2-Gehalt für die Atemregulation ausschlaggebend, sondern der O_2-Wert.

Die Atmung ist übrigens der einzige Teil des unwillkürlichen Nervensystems, auf den wir bewusst einwirken können. Wir

Wunderwerk Lunge

Auf kleinstem Raum beheimatet sie etwa 300 Millionen Lungenbläschen (Alveolen), von denen jedes gerade mal 0,2–0,3 Millimeter groß ist.
Die Oberfläche aller Alveolen zusammen würde die Fläche eines Tennisplatzes oder sogar mehr ergeben, etwa 80–140 Quadratmeter.
Damit ist die Oberfläche der Lunge um ein Vielfaches (40- bis 50-mal) größer als die der Haut.
Die Bronchien mit ihren Verzweigungen ergeben etwa 700 Meter, beinah doppelt so lang wie der Berliner Fernsehturm.
Die Kapillaren um die Lungenbläschen würden eine Länge von 1600 Kilometern ergeben, wenn man sie aneinanderreihen würde.
Jedes Lungenbläschen ist von einem Kapillarnetz umsponnen.

können ihn bewusst steuern. Über den Atem können wir außerdem auch auf andere Teile des vegetativen Nervensystems einwirken. Der langsame Atem wirkt sich z. B. auf den Herzschlag beruhigend aus und auf die Blutgefäße erweiternd.

Lunge – kleines Organ, große Fläche

Die Lunge ist unser wichtigstes Atmungsorgan. In ihr findet der lebenswichtige Gasaustausch statt. Die Lunge ist ein kleines Wunderorgan mit einer sehr großen Austauschfläche für Sauerstoff und Kohlendioxid.

Ihr Aufbau ähnelt einem umgedrehten Laubbaum, dessen Stamm die Luftröhre und dessen Äste und Zweige die Bronchien und Bronchiolen sind. Am Ende befinden sich die Blätter bzw. die Lungenbläschen. Hier findet der Gasaustausch statt.

Das Wunderwerk Lunge pflegen und trainieren

Egal, ob Sie topfit sind oder an einer Lungenkrankheit leiden: Die Lunge zu trainieren, sie in allen Ecken zu durchlüften, ist immer sinnvoll. Jegliche Pflege wird sie Ihnen danken. Dies gilt für jeden gesunden Menschen und natürlich auch für Menschen mit Atemwegs- oder Herzproblemen. Aber nicht nur das Atem- und das Herz-Kreislauf-System werden von einer trainierten Lunge beeinflusst, auch alle Stoffwechselprozesse und die geistige Fitness profitieren von der Pflege. Gerade in der Zeit nach der Corona-Pandemie sind das Training und die Pflege der Lunge ein besonders wichtiges Thema geworden, das noch mehr Interesse und Beachtung findet als davor. Das Erfreuliche dabei ist: Wenn Sie Ihrer Lunge etwas Gutes tun wollen, egal ob sie Ihnen Probleme gemacht hat oder ob Sie sie prophylaktisch pflegen wollen, benötigen Sie hierfür keine großen Geräte oder Ähnliches. Die Atem-, Dehn- und Kräftigungsübungen können alle zu Hause gemacht werden.

Die Lunge selbst besitzt keine eigene Muskulatur

Sie kann nur über die Muskeln, die sie umgeben und denen sie folgen muss, trainiert und bis in jede Ecke belüftet werden. Das Zwerchfell und die Zwischenrippenmuskeln sorgen beim Einatmen für einen weiten Brustraum. Beim

Ausatmen reicht die Eigenelastizität bzw. ihre elastischen Rückstellkräfte normalerweise aus. Die Lunge ist also auf ihre »Muskel-Helfer« angewiesen. Und diese sind über Bewegung und Atemübungen trainierbar.

Damit die Lunge »ihren« Muskeln folgen kann, sind die Lungenflügel von außen von einer dünnen »Schleimhaut«, dem sogenannten Lungenfell (Pleura visceralis), überzogen. Diese ist nur von einem dünnen Flüssigkeitsfilm vom Rippenfell (Pleura parietalis) getrennt, das den Brustkorb von innen auskleidet. Dadurch haften die Lungenflügel an der Innenseite des Brustkorbes und des Zwerchfells, ähnlich einer nassen Folie an einer glatten Oberfläche. Diese dünne Flüssigkeit des Pleuraspalts wirkt wie ein Schmiermittel, sodass Lungen- und Rippenfell zwar gegeneinander leicht verschiebbar sind, aber nicht fest aneinander haften. Durch den Sog bzw. den Unterdruck des Pleuraspalts ist die Lunge beweglich und kann sich beim Einatmen entfalten und beim Ausatmen zusammenziehen. Ziehen sich Zwerchfell und Zwischenrippenmuskeln zusammen, sodass sich der Brustkorb weitet, muss die Lunge folgen.

Fazit: Egal, ob Sie an COPD, Asthma, chronischer Bronchitis, Long Covid oder etwas Ähnlichem erkrankt sind oder ob Sie gesund und fit sind: Sie können die Lunge ein Leben lang pflegen, trainieren, belüften und die Lungenleistung verbessern.

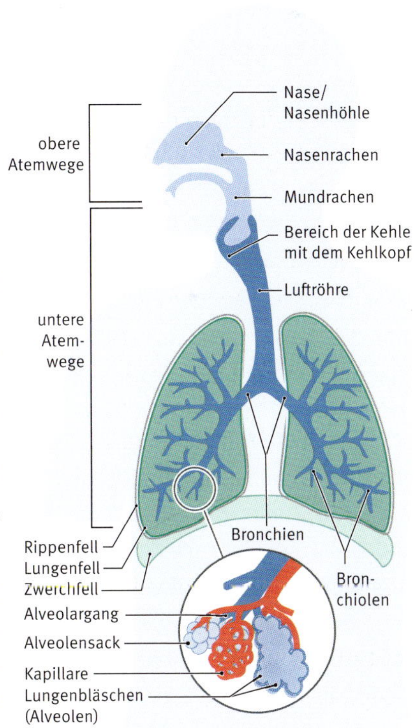

Gawehn S. Erste Hilfe für Lunge und Bronchien. Stuttgart: TRIAS; 2022

Vorstellungungsbilder zur Lunge

Vorstellungsbilder helfen, das »verborgene Organ Lunge« besser zu verstehen.

Setzen Sie sich entspannt auf einen Stuhl mit Lehne oder legen Sie sich in Rückenlage auf eine Unterlage. Lassen Sie den Atem natürlich fließen und entspannen Sie. Nehmen Sie dann eines der unten beschriebenen Vorstellungsbilder ganz in sich auf.

Laubbaum: Stellen Sie sich die Lunge wie einen umgedrehten Laubbaum vor. Der Stamm ist die Luftröhre. Diese teilt sich in zwei Hauptbronchien, die sich in weitere Bronchien und kleinste Bronchiolen aufteilen. Der Stamm unseres Laubbaums teilt sich in zwei Hauptäste und weitere Äste, die schließlich in dünne Zweige münden. Am Ende der Zweige befinden sich kleine Blätter, die die Lungenbläschen darstellen. Stellen Sie sich vor, wie Sie bis in die diese Blätter einatmen und danach die Luft wieder ausfließen lassen.

Lungenbläschen als Blüten und Knospen: Stellen Sie sich wieder den Laubbaum vor, aber diesmal stellen Sie sich die Lungenbläschen wie große Blüten vor, die sich beim Einatmen weiten und beim gelösten Ausatmen zu kleinen Knospen werden.

Lunge als Koralle: Stig Avall Severinsen, vierfacher Weltmeister im Apnoetauchen, verglich die Lunge mit einer weitverzweigten Struktur, die an eine große widerspenstige Koralle erinnere. Dieses Bild finde ich auch ein sehr schönes Vorstellungsbild für die Lunge. Stellen Sie sich die Lunge als weitverzweigte wunderschöne Koralle vor, die atmet.

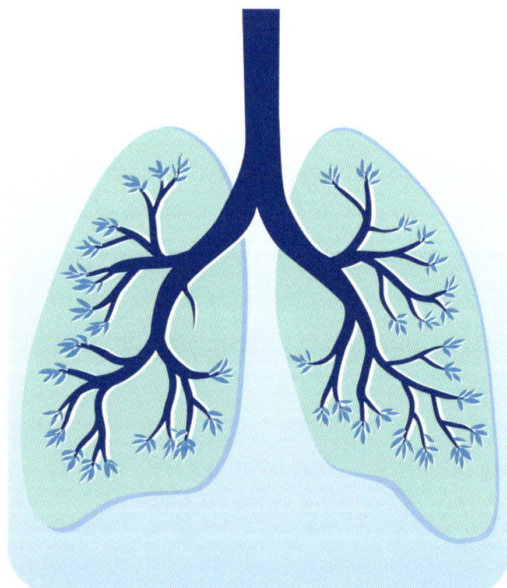

Atemmuskeln und Atemrhythmus

Die Lunge muss dem Brustkorb folgen. Dieser wird beim Einatemvorgang durch die Atemmuskeln Zwerchfell und Zwischenrippenmuskeln geweitet. Ein steifer Brustkorb ist wie ein Korsett für die Lunge. Atemübungen und die Heilung von Atemproblemen benötigen einen elastischen Brustkorb und funktionstüchtige Atemmuskeln. Werfen wir nun einen Blick auf die Atemmuskeln.

Zwerchfell – der »Atem-Dirigent« der Bauchatmung

Das Zwerchfell, das auch »Dirigent der Atmung« genannt wird, ist der wichtigste Atemmuskel. Es ist der zentrale Muskel im Körper des Menschen, der oftmals jedoch unterschätzt wird. Da er im Verborgenen liegt, haben viele Menschen keine richtige Vorstellung von diesem bedeutenden Muskel. Deshalb will ich ihn Ihnen hier etwas näher bringen. Eine klare Vorstellung hilft bei den Übungen und im Alltag. Denn gerade auch im Alltag soll dieser Muskel arbeiten und nicht schlummern.

Das Zwerchfell übernimmt rund $\frac{2}{3}$ der gesamten Atemtätigkeit. Das 3–5 Millimeter dicke bzw. eher dünne Zwerchfell ist eine kuppelförmige Muskel-Sehnen-Platte, die Brust- und Bauchhöhle voneinander trennt. Seine Muskelfasern sind ähnlich angeordnet wie die Speichen eines Schirms, dessen Stiel in zwei Schenkeln an der Innenseite der ersten vier Lendenwirbel befestigt ist. Der Schirm ist rundherum mit den unteren Rippenrändern und vorne am Schwertfortsatz des Brustbeins verbunden. Die Zwerchfell-Muskelplatte, die manche auch mit einem Regenbogen oder mit einem halb aufgeschnittenen

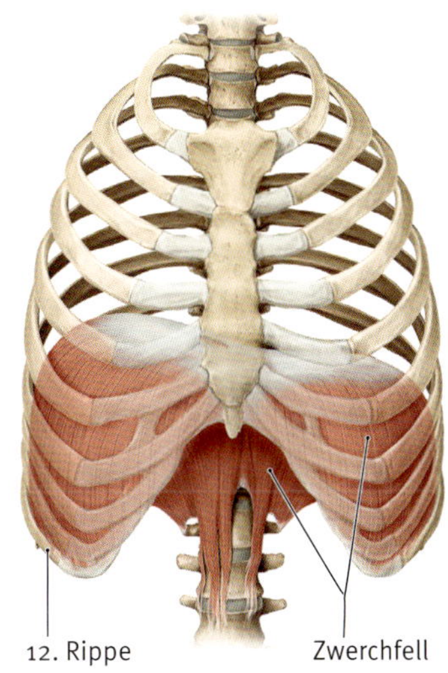

Nach Schünke M, Schulte E, Schumacher U. PROMETHEUS LernAtlas, Grafiken: Voll M, Wesker K; Thieme; 2022

Fußball vergleichen, liegt aber nicht einfach gerade, sondern leicht schräg im Brustkorb: hinten an der letzten (also 12.), nach vorne hin zur 7. Rippe.

Im praktischen Teil finden Sie Wahrnehmungsübungen (Seite 31), wie Sie das Zwerchfell am unteren Rippenbogen tasten, massieren und auch kräftigen können.

Auch interessant: Das Herz ruht auf dem Zwerchfell und bewegt sich mit der Atmung. Unterhalb des Zwerchfells befinden sich Organe wie die Leber, die Milz und das Verdauungssystem. Durch das Auf und Ab des Zwerchfells werden alle Organe massiert und gut durchblutet. Durch das Zwerchfell verlaufen außerdem die Speiseröhre, die Aorta, die Hohlvene und der Vagus-Nerv (Ruhenerv).

Dreidimensionale Quallen-Atmung: Die gesunden, sanften, weichen, weiten, geschmeidigen und dreidimensionalen Bewegungen des Zwerchfells ähneln denen einer Qualle. Beim Einatmen bewegt sich die Zwerchfellkuppel nach unten und dehnt den Bauch gleichmäßig zu allen Seiten aus. Beim Ausatmen zieht die Zwerchfellkuppel wieder nach oben und der Bauch zieht sich von allen Seiten schirm- oder sternförmig nach innen zusammen.

Zwischenrippenmuskeln – Flanken- und Brustatmung

Die Zwischenrippenmuskeln liegen zwischen den Rippen und bestehen aus zwei Muskelschichten: einer äußeren und einer inneren.

Die äußere Schicht hebt die Rippen, erweitert dadurch den Brustkorb nach vorne, hinten und zur Seite und unterstützt damit die Einatmung im Brustkorb- und Flankenbereich. Die äußeren Zwischenrippenmuskeln verlaufen vom unteren Rand einer Rippe schräg nach vorne unten zum oberen Rand der nächsttieferen Rippe. Gerne erklärt man diesen Verlauf mit der jeweiligen »Hand in der Hosentasche«. Sie sind anatomisch eng mit den äußeren schrägen Bauchmuskeln verbunden, deren Fortsetzung sie quasi sind.

Die inneren Zwischenrippenmuskeln verlaufen genau umgekehrt, nämlich von vorne oben nach unten hinten. Sie bilden sozusagen die Fortsetzung der inneren schrägen Bauchmuskeln. Ihr Verlauf erinnert an die Hand Napoleons in der Innentasche seiner Jacke.

Ungeschmeidige Zwischenrippenmuskeln und verfilzte Faszien verhindern eine freie Auffächerung der Rippen beim Einatmen. Der Brustkorb fühlt sich dann eng und wie »im Käfig gefangen« an. Zwisschenrippenmuskeln, die verkürzt und starr sind und nicht locker lassen können, behindern die Lunge und den Atem erheblich. Sind sie dagegen flexibel und elastisch, können sich die Rippen beim Atmen fächerartig aufdehnen und der Lunge Platz machen. Deshalb empfinden viele Menschen nach einer Corona- oder anderen Lungenerkrankung das Dehnen sowie Geschmeidigmachen der Zwischenrippenmuskeln und der Faszien als »Befreiungsschlag«, wie es kürzlich ein Patient aussagekräftig ausdrückte.

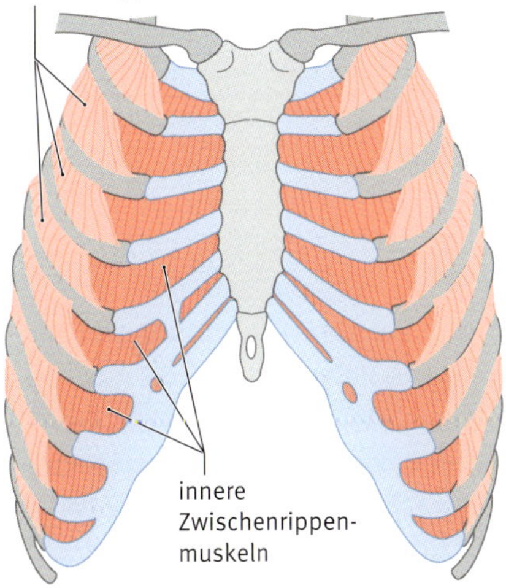

Um diese Muskeln und das umliegende Fasziengewebe zu verlängern und wieder elastisch zu machen, haben sich Dehn-, Rotations- und Drehbewegungen sehr bewährt. Brustkorb- und Flankendehnungsübungen durchlüften die mittleren und äußeren Bereiche der Lungenflügel.

Atemhilfsmuskeln

Die Atemhilfsmuskeln sind für die Einatmung eigentlich »nur« die Assistenten des Zwerchfells und der Zwischenrippenmuskeln. Zu diesen Helfern zählen die Treppenmuskeln, die Kopfwender- und die Brustmuskeln. Sie setzen am Brustkorb an und können ihn bei Bedarf anheben und erweitern. Bei verstärkter Atmung, z.B. beim Sport oder bei intensiver körperlicher Arbeit, kommen sie zum Einsatz. Aber auch beim Panikattacken, bei gestresstem Atmen, bei Atemnot oder bei einigen Lungenerkrankungen, bei denen es zu einer erschwerten Atmung kommt, wird häufig die Atemhilfsmuskulatur eingesetzt.

Wenn die Atemhilfsmuskulatur unterstützend verwendet wird, ist es hilfreich, den Schultergürtel abzustützen (atemerleichternde Körperstellung). Der große Brustmuskel ist im Kutschersitz der stärkste Einatem-Hilfsmuskel. Bei COPD, Bronchialasthma oder anderen Lungenerkrankungen müssen diese Hilfsmuskeln oft Schwerstarbeit leisten. Sie werden häufig vollkommen überfordert. Dehnungs-, Lockerungs- und Mobilisationsübungen sind deshalb für sie äußerst wichtig.

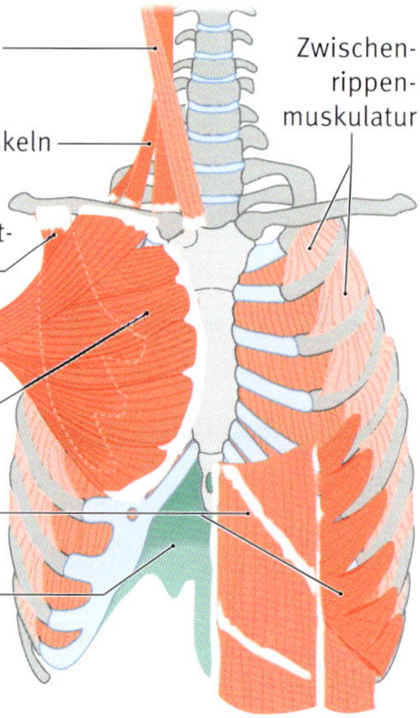

Die Ausatmung wird vor allem durch die Bauchmuskeln unterstützt. Sie bewirken einen abdominalen Druck und können die Luft »aktiv« mit Muskelkraft auspressen. Auch der Rückenmuskel (Latissimus dorsi) sowie der quadratische Lendenmuskel werden zu den exspiratorischen Atemhilfsmuskeln gezählt.

Vollatmung

Man unterscheidet zwischen Bauch- und Brustatmung. Eine gesunde Atmung ist eine Kombination aus Bauch-, Brustkorb- und Flankenatmung. Die natürliche Atmung ist die »Vollatmung«, bei der alle Lungenräume genutzt werden. Für die normale Atmung sind das Zwerchfell und die Zwischenrippenmuskeln voll ausreichend. Atemhilfsmuskeln sind eigentlich keine Atemmuskeln und werden nur bei intensiver körperlicher Aktivität, Luftnot oder »falscher Atmung« benutzt.

Der Atemvorgang bei natürlicher Vollatmung: Die natürliche Atmung gleicht einer fließenden Welle. Beim Einatmen zieht sich das Zwerchfell zusammen, wodurch es sich nach unten bewegt und die Bauchorgane nach vorne und zur Seite ausweichen müssen. Dadurch weitet sich die Bauchdecke etwas. Die Lunge kann sich nach unten entfalten. Da das Zwerchfell an den unteren Rippen seinen Ursprung hat, werden diese gleichzeitig seitlich auseinandergezogen. Hierbei spüren Sie die Ausdehnung im Lendenbereich. Die Bauchatmung geht fließend in die Brustatmung über, bei der sich die äußeren Zwischenrippenmuskeln zusammenziehen. Dadurch heben sich die Rippen und der Brustkorb weitet sich nach vorne und seitlich. Die Lunge muss die Bewegungen mitmachen, wodurch in ihr ein Unterdruck entsteht und Atemluft eingesaugt wird.

Da die Lunge pyramidenförmig – nämlich mit der Spitze nach oben (die oberen abgerundeten Spitzen ragen ein kleines Stück über die beiden Schlüsselbeine) – im Brustkorb liegt, kann man sich gut vorstellen, dass die unteren Lungenteile mehr als ⅔ des Lungenvolumens zur Verfügung stellen können und warum die Bauchatmung so wichtig ist. Außerdem ist in dieser Lungenbasis dank der Schwerkraft mehr Blut. Die unteren Lungenabschnitte werden 5- bis 7-mal besser durchblutet als die Lungenspitzen.

Atemrhythmus

Der gesunde Mensch atmet in einem gleichmäßigen Rhythmus, der aus drei Phasen besteht: Einatmen – Ausatmen – Atempause.

Einatmung – aktiver Vorgang

Bei der gesunden Atmung dauert die Ausatemphase etwas länger als die Einatmung; gerne doppelt so lange. In der Einatmung geschieht das, was oben beschreiben wurde. Die Einatemmuskeln ziehen sich zusammen und machen der Lunge Platz, damit sie sich entfalten kann.

Was hat eigentlich der Beckenboden mit der Atmung zu tun?

Bei der natürlichen Vollatmung verläuft die Atemwelle beim Einatmen nach unten und trifft dort auf den Beckenboden. Das sogenannte Beckenboden-Zwerchfell schwingt mit den Zwerchfellbewegungen. Beim Einatmen dehnt es sich etwas nach unten aus, beim Ausatmen hebt es sich an.

Ausatmung – passiver Vorgang

Beim Ausatmen entspannen sich die Atemmuskeln. Das Zwerchfell und die Zwischenrippenmuskeln erschlaffen. Das Zwerchfell steigt wieder nach oben und drückt von unten gegen die Lunge, die Rippen kehren in ihre Lage zurück und bewirken eine Verengung des Brustkorbs. Die Eigenelastizität der Lunge und ihre Rückstellkräfte sowie die Schwerkraft genügen, um den Brustkorb in die normale Ausatemruhelage zurückzuführen. Die Luft wird sozusagen aus der Lunge herausgepresst. Mit den Händen können Sie die Verengung der Atemräume spüren: Der Bauch sinkt nach innen, die Seiten und der Brustkorb werden kleiner.

Bei der gesunden natürlichen Atmung befinden sich Lungen, Brustkorb und Atemmuskulatur wieder in Ruhestellung und sind für die nächste Einatmung bereit.

Atempause

In der Atempause sind die Atemmuskeln, Rippen und das Lungengewebe in ihre Ruhestellung zurückgekehrt und können nun einen Moment regenerieren und sich erholen. Die Atempause kommt im Alltag meistens zu kurz. Beim entspannten Üben kann der Dreierrhythmus des Atems jedoch bewusst wahrgenommen werden. Der Atem kommt und geht wie Meereswellen. Die Einatmung geht in ein weiches Ausatmen über und im Wellental (Atempause) geschieht nichts. Hier ist nur Ruhe, hier geschieht Regeneration.

Verlust des Atem-Dreierrhythmus

Der Atem-Dreierrhythmus ist uns heute allerdings häufig verloren gegangen.

Im Alltag sind wir meist auf das Einatmen fixiert. Die Ausatmung, und erst recht die Atempause, kommen zu kurz. In der Ausatmung und der Atempause geschieht nicht nur Reinigung, sondern auch Erholung. Dabei wird das parasympathische Nervensystem bzw. der »Ruhenerv« (Vagus) aktiviert. Entspannung und Erho-

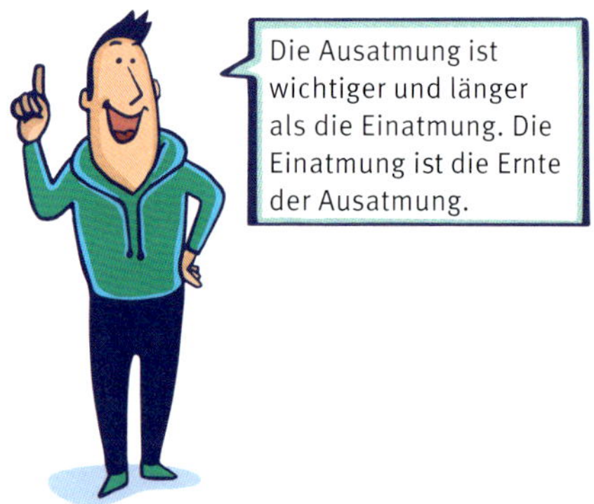
Die Ausatmung ist wichtiger und länger als die Einatmung. Die Einatmung ist die Ernte der Ausatmung.

lung haben immer etwas mit einer längeren Ausatmung zu tun. Dann interpretiert das Gehirn unseren Zustand als »Alles ist okay, es droht keine Gefahr«.

In der Ausatmung kann der Sauerstoff in jeder Zelle wirken. Jetzt geschieht Reinigung und »zur Ruhe kommen«. In der Ausatmung wird die Lunge von den eingeatmeten Schadstoffen, Pestiziden und Feinstaub gereinigt. Außerdem kann nur nach einer langen Ausatmung frischer Sauerstoff nachfließen. Nur in ein (fast) leeres Gefäß kann frisches Wasser fließen; so ist es auch bei der Lunge.

Ausatmen heißt aber auch »Loslassen«. Ein ruhiger, langer, entschleunigter Atem beruhigt Herz und Blutdruck, sorgt für mehr Sauerstoff und eine bessere Reinigung aller Zellen. Dabei kommt der Vagus-Nerv zum Einsatz, der für Ruhe und Erholung zuständig ist.

Bei Atemwegs- und Lungenerkrankungen ist die Ausatmung in der Regel durch verengte Bronchien und verspannte Bronchialmuskulatur erschwert. Entspannungsübungen, Mobilisationsübungen und bewusstes, verlängertes sanftes Ausatmen durch die Lippenbremse (Seite 30) üben ist wichtig. Aber denken Sie immer daran: Der Atem sollte nie ausgepresst werden.

Mund- oder Nasenatmung

Viele fragen sich: Soll man nun durch den Mund oder durch die Nase atmen? Hierzu gilt ganz klar im Alltag die Faustregel: Atmen Sie durch die Nase ein und aus.

Anders ist es hingegen bei den Atemübungen. Hier können Sie die Ausatmung durch die Lippenbremse verlängern. Aber auch, wenn Sie bergauf gehen oder es einmal anstrengender wird, können Sie die Lippenbremse einsetzen. Die Einatmung geschieht aber auch dann durch die Nase. Denn das Einatmen durch den Mund hat nur Nachteile. Zu viel Staub und Krankheitserreger können leicht in die Lunge eindringen und sie austrocknen.

Nasenatmung

Die Nasenatmung hat viele Vorteile: Die eingeatmete Luft wird gefiltert, erwärmt und befeuchtet, bevor sie die empfindlichen Lungenbläschen erreicht. Die fleißigen Flimmerhärchen in der Nase filtern Staubteilchen, Viren und Bakterien. Mediziner und Therapeuten sprechen bei der Nasenatmung von der sogenannten »physiologischen Atmung«.

Die Nase erzeugt mehr Widerstand gegen die einströmende Luft, wodurch das Zwerchfell aktiviert wird, und mehr Leistung bringen muss. Außerdem regt die Nasenatmung das Gehirn an. Am hinteren Bereich der Nasenhöhle liegt der durchlöcherte Knochen des Siebbeins, das zum Hirnschädelknochen zählt. Der leichte Knochen stellt sowohl einen Teil der Schädelbasis sowie der Augenhöhle dar. Die obere Nasenatmung bewirkt eine bessere Durchblutung des Gehirns und der Augenhöhlen. Dadurch, dass der Siebbeinknochen durchlöchert ist, da hier die Riechnerven in das Gehirn durchtreten, kann sogar über Duftstoffe, die man einschnüffelt, auf »alte Gehirnteile« eingewirkt werden. So wirken beispielsweise Lavendel- oder Melissenduft entspannend; Rosmarin belebend und den Kreislauf anregend.

Ein zusätzlicher Effekt der Nasenatmung ist, dass in den Nasennebenhöhlen Stickstoffmonoxid, kurz NO, gebildet wird. Dieses Molekül ist aus einem Sauerstoff- und einem Stickstoffatom aufgebaut. Durch die Nasenatmung wird es automatisch mit in die Lunge transportiert. NO hat viele positive Auswirkungen auf das Atemsystem: Es weitet unter anderem die Blutgefäße und fördert gleichzeitig auch die Durchblutung der Alveolen (Lungenbläschen), die so mehr Sauerstoff ins Blut aufnehmen können. Dies hat einen positiven Effekt auf alle Organe. NO ist außerdem eine Art »Desinfektionsmittel«. Es desinfiziert die Nase, die Nasennebenhöhlen und die Lungen, bevor das Immunsystem ins Spiel kommt.

Lippenbremse – Ausatemhilfe

Die Lippenbremse ist eine »Ausatemhilfe«; zum einen für Menschen mit Atemproblemen, zum anderen für Menschen, die verlernt haben, in die Tiefe zu atmen und deren Atem flach, oberflächlich und kurz geworden ist. Mit der Lippenbremse kann die verbrauchte Luft besser aus der Lunge ausgeatmet werden. Auch Menschen, die keine Atemkrankheit haben, haben oft verlernt, richtig auszuatmen. Der Körper hat sich an das flache Atmen in bewegungsarmen Berufen gewöhnt. Man atmet nur noch oberflächlich in den Brustkorb. Die Lunge wird nicht wirklich entleert. Es bleibt zu viel »alte« Luft in den Atemwegen. Auch hier hilft die Lippenbremse, endlich wieder einmal die ganze Lunge von der verbrauchten

Luft zu entleeren. Dies reinigt sie gleichzeitig und macht den Atem bewusster. Meist müssen wir uns an die »natürliche Atmung« erst wieder gewöhnen.

Bei der Lippenbremse werden die Lippen locker aufeinandergelegt und man lässt die Luft langsam und sanft entweichen. Die Lippen also nicht aufeinanderpressen. Die Länge der Ausatmung hängt von Ihrem eigenen Atemrhythmus ab. Wichtig ist: Die Luft nicht rauspressen, sondern weich ausfließen lassen und abwarten, bis der Einatemimpuls von ganz allein kommt.

Durch den leichten Widerstand der Lippen wird die Ausatmung automatisch langsamer, länger, ruhiger, entspannter und tiefer. Durch den Ausatemwiderstand, den die Lippen erzeugen, wird der Luftdruck in den Bronchien erhöht, sodass die Bronchien länger offenbleiben und sich der Druckabfall in ihnen langsamer vollzieht. Dadurch kann auch einer Überblähung entgegengewirkt werden.

Die Lippenbremse erleichtert bei Luftnot, Kurzatmigkeit und bei allen Atemwegserkrankungen das Atmen. Auch bei Panikattacken oder in akuten Stresssituationen wirkt sie beruhigend, erleichternd und atemregulierend.

Wahrnehmungsübungen der Vollatmung und des Atemvorgangs

Regenschirmatmung I

Diese Übung können Sie entweder im aufrechten Stehen oder Sitzen machen. Ich beschreibe sie im Sitzen.

Setzen Sie sich aufrecht auf einen Stuhl und legen Sie die Hände entspannt mit den Handrücken auf den Oberschenkeln ab. Konzentrieren Sie sich jetzt auf die Atembewegung. Stellen Sie sich einen Regenschirm vor, der sich öffnen und schließen kann. Der Griff befindet sich im Becken an den Lendenwirbeln. Der Stab ist Ihre Wirbelsäule und die Spitze ist Ihr oberster Halswirbel, der Atlas.

Beim Einatmen öffnet sich der Schirm zu allen Seiten. Beachten Sie, dass die Öffnung im unteren Bereich beginnt und zu allen Seiten hin weiter ist als oben. Der Schirm dehnt sich zu allen Seiten von unten nach oben aus. Beim Ausatmen wird er wieder enger und legt sich um seinen

Stab. Beim Ausatmen bewegt sich außerdem der Schirmstab etwas nach oben.

Regenschirmatmung II

Vielleicht wird Ihnen die oben beschriebene Regenschirmatmung noch anschaulicher, wenn Sie die Hände bei dieser Übung wie einen Schirm mitbewegen. Legen Sie beide Handflächen vor Ihrem Brustkorb zusammen. Dies ist die Position des geschlossenen Schirms beim Ausatmen. Lassen Sie die Handballen beim Einatmen langsam nach außen gleiten, sodass sich am Schluss nur noch die Fingerspitzen berühren. Beim Ausatmen die Hände wieder zurückführen und das Schließen des Schirms visualisieren.

Fächeratmung

Stellen Sie sich vor, wie sich Ihre Rippen beim Einatmen ähnlich einem Fächer nach außen ausbreiten und beim Ausatmen wieder zurückschwingen.

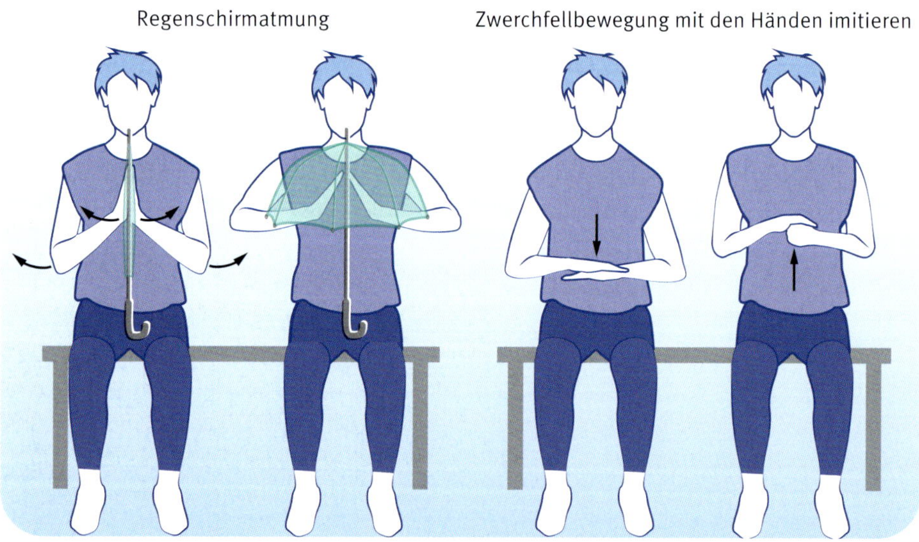

Zwerchfellbewegung mit Händen imitieren

Stellen Sie sich aufrecht hin oder setzen Sie sich auf einen Stuhl und lassen Sie die Arme locker hängen. Stellen Sie sich nun vor, wie sich Ihr Zwerchfell beim Einatmen nach unten bewegt. Heben Sie die Hände vor Ihren Bauch und schieben Sie beide Handflächen vor Ihrem Bauch nach unten. Danach langsam durch die Lippen ausatmen und die Hände langsam vor dem Körper bis in Höhe des Brustkorbs nach oben bewegen. Dabei machen Sie mit einer Hand eine lockere Faust und legen die andere Hand darauf.

Die Sonnengeflecht-Atmung

Das Sonnengeflecht ist ein faustgroßes Nervenknäuel, das sich direkt unterhalb des Zwerchfells und vor dem ersten Lendenwirbel befindet. Der sogenannte Solarplexus hat seinen Namen von den vielen Nervenfasern, die wie Sonnenstrahlen von ihm ausgehen.

Stellen Sie sich diesen Nervenknäuel wie eine Sonne mit vielen Strahlen vor. Wenn Sie wollen, legen Sie Ihre Hände so auf Ihren Bauch, dass sich die Ringfinger in Höhe des Bauchnabels befinden. Beobachten Sie Ihren Atem zur Körpermitte und stellen Sie sich vor, wie das Sonnengeflecht mit seinen vielen Nervenfasern beim Einatmen mit Sauerstoff und mit Energie versorgt wird. Mit der Ausatmung verteilen sich Sauerstoff und Energie wie viele Sonnenstrahlen im ganzen Körper; bis in die Zehenspitzen und die Fingerspitzen und natürlich in die Lunge oder einfach dorthin, wo Sie vielleicht gerade Beschwerden haben.

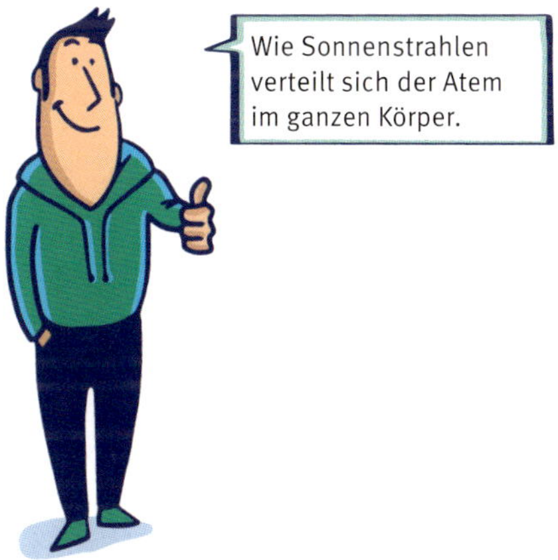

Atmung bei Asthma, COPD und Long Covid

Die Beschäftigung mit dem Atem und den Atemübungen ist eine große Hilfe, wenn eine Atemwegserkrankung vorliegt.

Atemwegs- und Lungenkrankheiten sind auf dem Vormarsch. Die Zahl der Erkrankungen steigt kontinuierlich. Dazu zählen schon seit Langem Asthma und die obstruktive Bronchitis. Die chronisch-obstruktive Lungenkrankheit COPD verzeichnet in den letzten Jahren einen besonders dramatischen Anstieg. In den letzten Jahren ist nun auch Long Covid ein großes Thema geworden. Nach der überstandenen Corona-Erkrankung klagen viele Betroffene auch später noch über Atemprobleme, Kurzatmigkeit, Erschöpfung oder Konzentrationsstörungen.

Der tiefe Atem ist der »innere Heiler«. Dies gilt für jeden gesunden und jeden kranken Menschen. Jede einzelne unserer Zellen atmet und ist abhängig von der Qualität unseres Atems. Es kommt darauf an, *wie* wir atmen. Stellen Sie sich jede einzelne unserer Zellen – egal ob Lungen-, Herz- oder Muskelzelle – als kleine Mini-Lunge vor, die dauernd Sauerstoff benötigt und gleichzeitig von Abfallstoffen durch die Ausatmung gereinigt werden möchte. Dies bewirkt der langsame, tiefe Atem, der eine enorme Heilkraft in sich birgt und der Versorger unseres Körpers, Geistes und unserer Seele ist. Durch Atemübungen können die unterschiedlichsten Krankheiten und körperlichen sowie seelischen Beschwerden gelindert werden. Sie können ein Power-Schub für Körper, Gehirn und das Immunsystem sein. Auch Müdigkeit, Schlappheit oder Konzentrationsprobleme werden positiv beeinflusst. Die Lunge kann wieder besser arbeiten. Über Jahre falsch erlernte Atemgewohnheiten können abgelegt werden.

Asthma, COPD und auch Long Covid unterscheiden sich zwar, aber Atemübungen sind bei allen Beschwerden eine hilfreiche Methode, um für Linderung und »mehr Atem« zu sorgen. Und für alle gilt: Nur durch das Leeren der Lunge (tiefes Ausatmen) kann sich das Lungenvolumen verbessern. Meist verbleibt in der Lunge eine zu große Restluftmenge. Eine verlangsamte tiefe Ausatmung ist nötig, um danach mehr frischen Sauerstoff in die Lunge aufnehmen zu können.

Asthma vs. COPD – Gemeinsamkeiten und Unterschiede

Bei Asthma und COPD (chronic obstructive pulmonary disease, auf Deutsch chronisch obstruktive Lungenerkrankung) handelt es sich um eine chronische entzündliche Erkrankung der Atemwege. Schon seit langem spricht man bei Asthma und COPD von der AHA-Symptomatik: Auswurf, Husten und Atemnot.

Verengte und verschleimte Bronchien führen hier zu akuter Atemnot. Bei entzündeten geschwollenen Bronchien ist der Durchmesser verkleinert, wodurch weniger Luft durchfließen kann. Gleichzeitig ist die Bronchialmuskulatur angespannt, verkrampft und zieht sich zusammen, wodurch der Durchmesser noch mehr verkleinert wird. Die Ausatmung ist extrem behindert. Da zu wenig verbrauchte Luft ausgeatmet werden kann, kann auch zu wenig frischer Sauerstoff in die Lunge gelangen. Das hat schwere Atemnot zur Folge. Die Symptome von Asthma und COPD sind sehr ähnlich und oft die gleichen, jedoch beruhen sie auf unterschiedlichen Mechanismen.

Bei Asthma bronchiale reagieren die Bronchien überempfindlich auf ein Allergen und es kann zu einer anfallsartigen Atemnot kommen. COPD-Patienten haben hingegen dauerhaft verengte Bronchien; am Anfang kaum merklich, von Jahr zu Jahr aber mehr. »Obstruktion« heißt Verengung. COPD beginnt in der Regel mit einer chronischen Bronchitis. In den verengten Bronchien ist vor allem die Ausatmung erschwert. COPD entsteht häufig durch Rauchen, aber auch andere Schadstoffbelastungen und erbliche Faktoren können zur Entwicklung dieser Krankheit führen. Die »Müllabfuhr« der Bronchien, die feinen Flimmerhärchen, die normalerweise Schadstoffe und Schleim in Richtung Speiseröhre und Magen transportieren, werden z. B. durch jahrelanges Rauchen oder Feinstaub stark geschädigt.

Während sich eine COPD schubweise verschlechtert, gibt es bei Asthma Phasen, in denen keine Symptome auftreten. Wird COPD frühzeitig erkannt, stehen die Chancen gut, erfolgreich zu therapieren und dadurch die Lebensqualität erheblich zu verbessern. Wichtig ist, die Krankheit zum Stillstand zu bringen und für eine gesunde Belüftung der Lunge zu sorgen.

Neben Medikamenten ist das eigene Verhalten ausschlaggebend: Rauchstopp, Bewegung, Entspannung, Atemübungen; den Atem bewusst machen und die Ausatmung beachten. Sehr vorteilhaft ist es, wenn sich die Atemmuskulatur durch körperliche Schonung noch nicht zu sehr abgebaut hat.

Für Asthma wie für COPD gilt: Die Ausatmung ist erschwert. Um die Bronchien weit zu halten, hat sich die Lippenbremse beim Ausatmen während der Atemübungen bewährt. Spezielle Übungen für die Atemmuskulatur finden Sie im Buchteil »Atemübungen« (Seite 42). Daneben sind Bewegungs- und Dehnungsübungen (Seite 80) wertvoll, die die Lunge in jedem Winkel beatmen und für Durchblutung sorgen.

Nach einem längeren Verlauf können sich die Krankheitsbilder Asthma bronchiale und COPD oft angleichen. In den letzten Jahren ist dafür der Begriff ACO (Asthma-COPD-Overlap) entstanden.

Asthma

- beginnt in der Regel in der Jugend
- ist eine chronisch entzündliche Erkrankung der Atemwege
- ist häufig mit Allergien verknüpft
- betrifft überwiegend die Atemwege; die Bronchialmuskulatur zieht sich auf einen Reiz hin zusammen und verengt die Bronchien
- überempfindliche Atemwege; Überreaktion auf harmlose Umwelteinflüsse
- Typisch ist trockener Husten (oft nach in Kontakttreten mit einem Allergen); dabei beginnt die Bronchialschleim-

haut, große Mengen Schleim zu produzieren, der zäh, dickflüssig und schwer abzuhusten ist.

- Atemnot tritt anfallsartig auf.
- Kann medikamentös gut eingestellt werden – Asthmasprays mit Kortison können die Entzündungsbereitschaft der Bronchien verringern. Andere Medikamente können die Bronchien erweitern und beruhigen.
- Regelmäßiges Atemtraining und Entspannung haben einen positiven Einfluss auf den Verlauf der Krankheit.

COPD

- ist der Sammelbegriff für die chronisch obstruktive (verengte) Bronchitis und das Lungenemphysem (Überblähung der Lunge)
- beginnt in der Regel in höherem Lebensalter
- keine Überempfindlichkeit der Atemwege
- Hauptursache sind Zigarettenrauch und Schadstoffe, die in das Körperinnere gelangen.
- Betrifft das Lungengewebe und dessen »Umbau«; Giftstoffe, (vor allem Zigarettenrauch) greifen die Flimmerhärchen der Schleimhaut in den Atemwegen unentwegt an, sodass es zu einer Entzündung der Bronchialschleimhaut kommt, die irgendwann auf die Lungenbläschen übergeht.
- Die Folge kann eine chronisch obstruktive Bronchitis sein.
- Hinzu kommt oft ein Lungenemphysem, eine Überblähung der Lungenbläschen. Dieses entsteht als Folgeerkrankung. Bei einem Emphysem wird die Wand der Lungenbläschen zunehmend zerstört. Sie verschmelzen zu großen Blasen.
- Atemnot tritt zunächst bei starker Anstrengung, später schon bei leichter Belastung auf.
- hartnäckiger Husten und Auswurf infolge der Dauerentzündung der Bronchialschleimhaut, vor allem morgens
- langer, über Jahre hinweg schleichender Verlauf; Husten und Auswurf verschlimmern sich
- Ein Emphysem ist nicht mehr rückgängig zu machen, aber die Krankheit kann günstig beeinflusst werden.
- Medikamente können verengte Atemwege erweitern (genauso wie bei der Behandlung bei Asthma oder COPD).

Lungenemphysem

Das Lungenemphysem ist eine chronisch fortschreitende Lungenerkrankung, die eine Überblähung der Lungenbläschen zur Folge hat. Voraus geht meist eine chronische Bronchitis, bei der die Bronchien und Bronchiolen betroffen (verengt) sind. Eine einfache chronische Bronchitis kann sich zu einer chronisch-obstruktiven Bronchitis (COPD) weiterentwickeln, wenn man keine Vorkehrungen trifft. Schadstoffe, z. B. in Zigarettenrauch, Feinstaub oder Gasen, setzen entzündungsfördernde Stoffe frei. Die Wände der Lungenbläschen werden langsam zerstört und lösen sich auf. Aus kleinen traubenähnlichen Lungenbläschen werden große Blasen, in denen sich die Luft staut. Dabei kommt es zu einer vermehrten Lungenüberblähung, bei der die Gasaustauschfläche verkleinert ist. Die Folge ist ein verminderter Sauerstoffgehalt im Blut.

Long Covid: Die Lunge trainieren

COVID-19 ist eine akute infektiöse Lungenerkrankung, die durch das Coronavirus SARS-CoV-2 ausgelöst wird.

Von Long Covid spricht man, wenn die Beschwerden länger als vier Wochen nach der Infektion bestehen oder sogar neue Symptome hinzugekommen sind, von Post-Covid, wenn auch nach 12 und mehr Wochen noch Symptome bestehen, die durch die Coronainfektion entstanden sind.

Atemnot, Engegefühl im Brustkorbbereich, Husten sowie vermehrt Schleim in den Atemwegen können zu den Langzeitfolgen nach überstandener Corona-Infektion gehören. Viele Betroffene berichten noch Wochen und Monate nach einer Infektion über Beschwerden wie Müdigkeit, Konzentrationsprobleme, Muskel- und Gelenkschmerzen und Atemnot. Bei leichten Anstrengungen, wie z. B. beim Treppensteigen, bleibt die Luft weg.

Coronaviren können die Lunge schädigen und auf vielfache Weise zu Atemproblemen führen. Der SARS-CoV-2-Virus kann die auskleidenden Zellen der Atemwege und die für den Gasaustausch zuständigen Zellen der Lungenbläschen betreffen. Die Einatmung fällt schwer. Atemübungen können aber ausschlaggebend für eine schnellere Genesung sein.

Viele Patienten mit Long Covid leiden unter massiven Verspannungen der Atemmuskulatur sowie verhärtetem Fasziengewebe im Brustkorbbereich. Diese Verklebungen und Verhärtungen verhindern das Ausdehnen des Brustkorbs. Dadurch kann sich die Lunge nicht entfalten. Brustkorb und Bauch bleiben starr und unbeweglich. Dies behindert die tiefe Bauch- und die Brustkorbatmung.

Kurzatmigkeit, Atemnot, Beklemmungsgefühle im Brustkorb, Luftnot in Belastungssituationen und Erschöpfung gehören zu den häufigsten Spätfolgen einer COVID-19-Erkrankung. Viele Covid-Genesene klagen auch später noch über einen Brustkorb, der sich wie ein Eisenring um die Lunge oder wie ein schwerer Stein auf der Brust anfühlt (Ivan Kirr, Long-Covid-Patient, berichtete im ZDF).

Nach einer überstandenen Corona-Erkrankung ist die Lunge geschwächt und minderbelüftet. Der Zwerchfellmuskel verliert schnell an Kraft, wenn er eine Zeit lang nicht genutzt wird. Atemübungen helfen, die Atemmuskeln und das Lungenvolumen wieder aufzubauen, damit minderbelüftete Lungenabschnitte wieder mit Sauerstoff versorgt werden. Richtig atmen lernen, geschwächte Atemmuskeln trainieren und Dehnungs- sowie Mobilisationsübungen, die die Beweglichkeit und Elastizität des Brustkorbs verbessern, sind ein Weg aus den Beschwerden, hin zu mehr Leichtigkeit und Lebensqualität. Wenn Schleim in der Lunge sitzt, sind

Wichtig:

Atem- und Bewegungsübungen stärken die Atemmuskeln und das Immunsystem, mobilisieren den Brustkorb und sorgen für eine Belüftung der weniger gut belüfteten Lungenabschnitte.

auch Klopfübungen empfehlenswert. Speziell in der Corona-Therapie werden auch Übungen für die hinteren Lungenteile als sehr wichtig erachtet, z. B. in Bauchlage oder »Katzenbuckel-Übungen«.

Abwechslungsreiches, regelmäßiges Üben stärkt das Atemsystem, das Lungengewebe und das Immunsystem.

Wichtig: Um einen Sauerstoffmangel auszugleichen, versucht der Körper, den fehlenden Sauerstoffhaushalt auszugleichen, indem er die Atemfrequenz erhöht, also die Anzahl der Atemzüge. Schnelleres Atmen verbraucht aber mehr Kraft und erhöht die Zahl der Herzschläge. Effektiv sind allerdings weniger und langsame, tiefe Atemzüge. Ausreichend ausatmen reinigt die Lunge und eine durchlüftete, gereinigte Lunge ist besser gegen Erreger gewappnet.

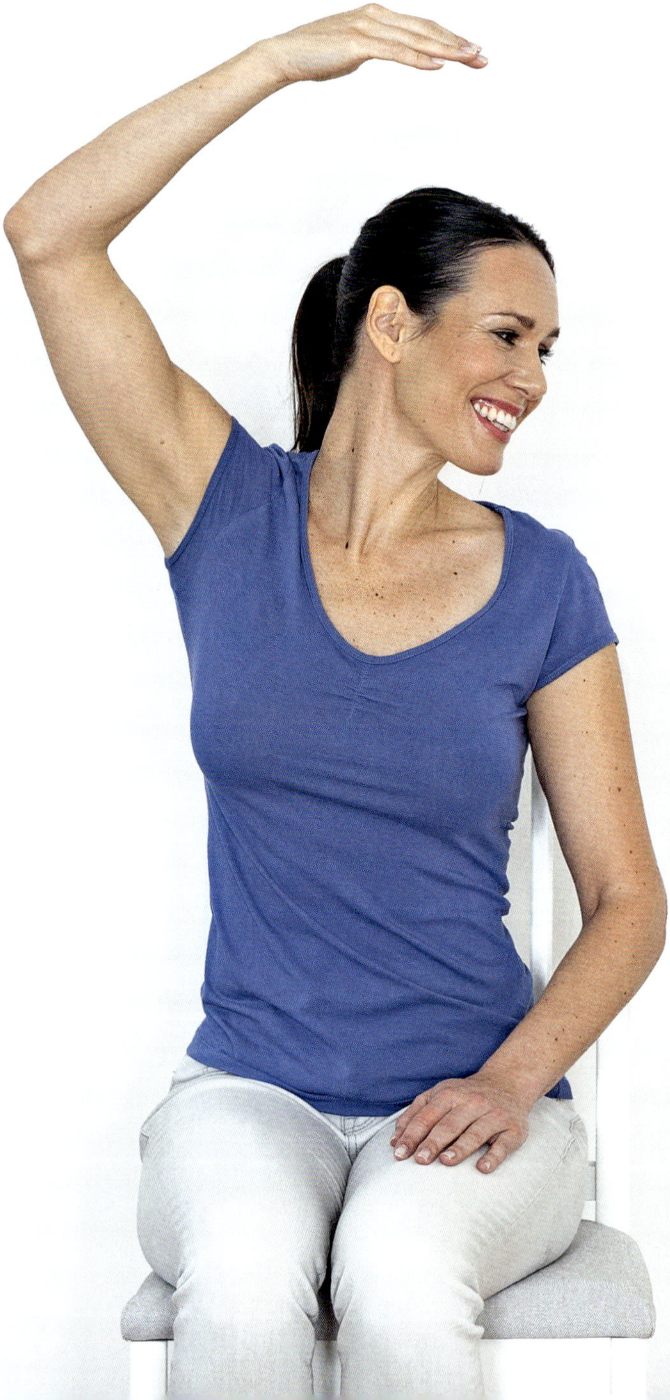

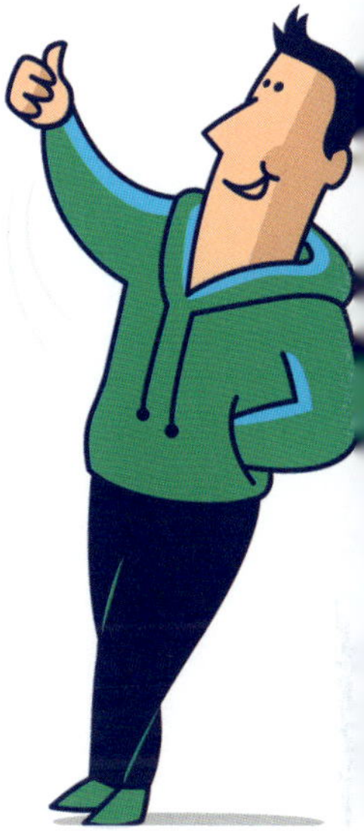

Praxisprogramm

Das Praxisübungsprogramm zeigt Ihnen vielseitige Übungen, mit denen Sie Ihre Lunge pflegen, reinigen und regenerieren können.

Atemübungen

Lernen Sie Ihren Atem kennen, lernen Sie, auf ihn zu achten. Wo können Sie die Atembewegung erspüren? Wie können Sie die Körperwände und die Lunge elastisch halten, Atemräume weiten und die feinen Lungenbläschen in allen Teilen der Lunge anregen?

Am Anfang jedes Übungsprogramms stehen die Wahrnehmungsübungen.

Wahrnehmungsübungen sind wichtig, um Informationen über »Körpervorgänge« aufzunehmen und begreifen zu können, vor allem, wenn es sich um »verborgene« Vorgänge oder Muskeln handelt. Ohne eine Wahrnehmung, wie ein bestimmter Körpervorgang abläuft oder ablaufen könnte oder sollte, können Sie zwar viele motorischen Bewegungsübungen machen, aber Sie können nicht interpretieren, ob diese richtig sind.

Man kann z. B. ein- und ausatmen, weil der Atemvorgang unwillkürlich abläuft, aber man weiß nicht, ob man »nur« oberflächlich in den Brustkorb atmet oder in die Tiefe, zum Bauch hinab. Oder man möchte zwar die tiefe Zwerchfell-/Bauchatmung praktizieren, weiß aber nicht, wie man das machen soll. Denn bei jedem hat sich im Laufe seines Lebens ein eigenes Bewegungs- und auch Atemmuster eingeschlichen. Gehirnforscher sagen hierzu, es müssen neue Nervenautobahnen entstehen, um alte Gewohnheiten in neue, bessere zu verwandeln.

Wahrnehmungsübungen sind das A und O, um ein Gefühl für die Atmung und die Atembewegungen zu bekommen. Sie verbessern das eigene Körpergefühl und helfen aus eingefahrenen Gewohnheitsmustern heraus. Beim Atem heißt das: Die Übungen zeigen Ihnen, wo Sie Atembewegung spüren können und wohin Ihr Atem fließen kann. Die Übungen verhelfen außerdem zu einem meist verlorenen Gefühl für den wichtigen Atemmuskel, das Zwerchfell sowie die Zwischenrippenmuskeln.

Lernen Sie zuerst Ihre Atemräume kennen, um für Ihre eigene individuelle Atmung sensibler zu werden und die Lunge in den Teilen zu beatmen, in denen die Lungenbläschen vielleicht lange Zeit brach lagen. Lernen Sie, die Bauch-, Flanken- und Rückenatmung zu erfühlen und zu erspüren und wichtige Atemmuskeln zu kräftigen, aber auch von Anspannungen zu lösen.

Hauptziele und Wirkungen der Atemübungen:

- Verbesserung des Gasaustauschs; mehr Sauerstoff und verbesserter Abfalltransport für jede Zelle
- minderbelüftete Lungenareale belüften, beatmen, besser durchbluten
- Atemvertiefung und Atemqualität (den natürlichen Atemrhythmus) wieder herstellen
- Lungenvolumen verbessern
- Zwerchfelltraining und -mobilisation
- Verhärtungen und Verspannungen in Muskeln und Faszien lösen
- Atemmuskeln lösen, dehnen und stärken
- Brustkorb mobilisieren, dehnen, geschmeidig machen
- vegetatives Nervensystem beruhigen, Ruhenerv (Vagus) anregen
- Long Covid und Atemwegserkrankungen wie Asthma, chronische Bronchitis und COPD günstig beeinflussen
- Erschöpfungs- und Spannungszuständen, Schlafstörungen, Kopfschmerzen und anderen Schmerzen entgegenwirken
- innere Ruhe herstellen; Nervenberuhigung
- Herzschlag, Puls, Blutdruck beruhigen und senken; Organtätigkeiten positiv beeinflussen
- Stärkung des Immunsystems
- Selbstheilungskräfte anregen

Bevor Sie beginnen – Tipps rund ums Üben

Ausatmung – der Ausatem-Trick: Die Ausatmung ist der »Trick«, der der Lunge einen hohen Frischluftanteil bringt. Achten Sie deshalb immer auf eine lange, langsame, aber auch gelöste Ausatmung. Die Ausatmung nicht drücken oder auspressen, sondern weich und gelöst fließen lassen.

Einatmung: Atmen Sie immer entspannt durch die Nase ein. Es geht nicht darum, die Lungen bis zum Rand vollzupumpen.

Einatmung durch die Nase – Ausatmung durch die Lippenbremse: Atmen Sie bei den Übungen entweder langsam und kontrolliert durch die Nase oder durch die Lippenbremse aus. Nehmen Sie wahr, was Ihnen lieber ist. Das kann zu verschiedenen Zeitpunkten unterschiedlich sein. Am Anfang hilft Ihnen die dosierte Lippenbremse wahrscheinlich, die Ausatmung zu verlängern und zu vertiefen.

Ganz wichtig beim Üben:

- Es geht nie um eine forcierte Einatmung. Die Lungenbläschen werden dadurch nur überdehnt. Sie sollen durch eine langsame Ausatmung elastisch oder gehalten werden.
- Pumpen Sie sich nicht mit Luft voll, sondern atmen Sie weich mitteltief ein. Der wichtigste Akt ist immer die Ausatmung.

Basisübungen

Bauch- und Zwerchfellatmung

Setzen Sie sich aufrecht auf einen Stuhl (oder legen Sie sich auf den Boden). Legen Sie Ihre Hände auf den Unterbauch und lenken Sie Ihr Bewusstsein jetzt auf den Atem. Beobachten Sie, wie der Einatemstrom Ihre Bauchdecke sanft hebt und wie die Bauchdecke beim Ausatmen zurückschwingt.

Vielen Menschen fällt die Bauch- bzw. Zwerchfellatmung zunächst nicht leicht, weil sie sie im Alltag kaum noch einsetzen. Deshalb seien Sie nicht traurig, wenn die Übung nicht sofort klappt. Regelmäßiges Üben hilft, die Zwerchfellatmung wieder zu erwecken.

Flankenatmung

Legen Sie die Hände seitlich rechts und links an die unteren Rippen. Atmen Sie aus und drücken Sie mit den Händen etwas gegen die Rippen. Lassen Sie dann den Atem kommen und erspüren Sie, wie sich die Rippen seitlich ausdehnen. Lassen Sie dann die Hände für einige Atemzüge einfach dort liegen und beobachten Sie, wie der Atem in die Flanken strömt, diese beim Einatmen weit werden und beim Ausatmen wieder nach innen sinken.

Brustatmung

Legen Sie die Hände so auf den oberen Brustbereich, dass die Fingerspitzen nach oben zeigen und das Schlüsselbein berühren. Lassen Sie den Atem gelöst fließen und erspüren Sie das Weiter- und Engerwerden des Brustkorbs unter Ihren Händen beim Ein- und Ausatmen.

Vollatmung

Der natürliche Atem ist die kombinierte Bauch-, Flanken- und Brustatmung. Fließt der Atem in seiner natürlichen, physiologischen Form, zieht sich das Zwerchfell zusammen, wodurch sich der Bauch nach vorne, seitlich und nach hinten ausdehnt (in einer dreidimensionalen Bewegung). Der Gedanke an die Bewegungen einer Qualle kommt der Zwerchfellbewegung sehr nah. Danach ziehen sich die Zwischenrippenmuskeln zusammen, wodurch sich der Brustkorb in alle Richtungen ausdehnt. Das natürliche Einatmen geschieht immer wie eine Welle von unten, über die Seiten, nach oben. Das Ausatmen ebenfalls. Zuerst entspannt sich das Zwerchfell; der Bauch bewegt sich sternenförmig zurück, dann entspannen die Zwischenrippenmuskeln und der Brustkorb verengt sich.

Wahrnehmungsübungen mit Handtuch

Ein zusammengerolltes Handtuch hilft wunderbar dabei, einzelne Körperbereiche besser wahrzunehmen und Muskeln zu kräftigen.

Das Handtuch ist ein ideales Hilfsmittel für Atemwahrnehmungsübungen, das jedem zur Verfügung steht. Das Atmen gegen seinen Widerstand hilft Ihnen am Anfang, ein Gefühl dafür zu bekommen, wohin Sie atmen sollen bzw. können. Außerdem stellt es eine sehr effektive Möglichkeit dar, die Atemmuskeln gegen diesen Widerstand zu kräftigen und zu stärken. Auch als Ausatemhilfe ist das Handtuch ideal. Alternativ können Sie auch einen Bademantelgürtel oder einen Schal verwenden.

Die Übungen, die Sie im Sitzen ausführen, können Sie fast überall machen; auch im Büro oder auf einer Gartenbank.

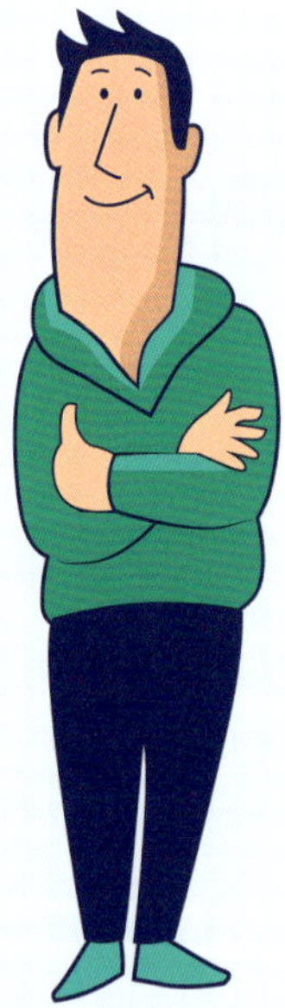

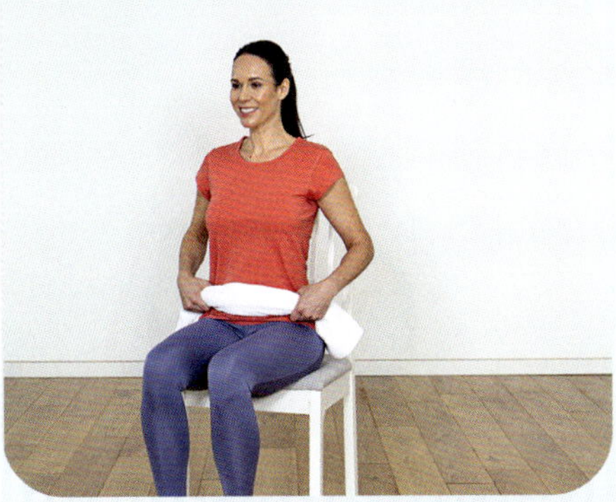

Wahrnehmung der Bauchatmung 1 (Seite 48)

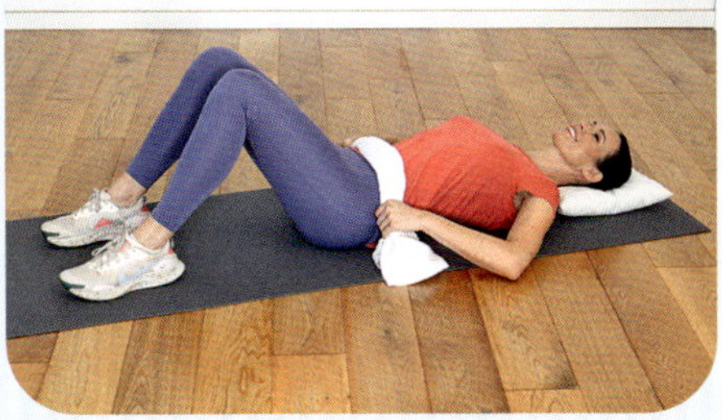

Wahrnehmung der Bauchatmung 2 (Seite 48)

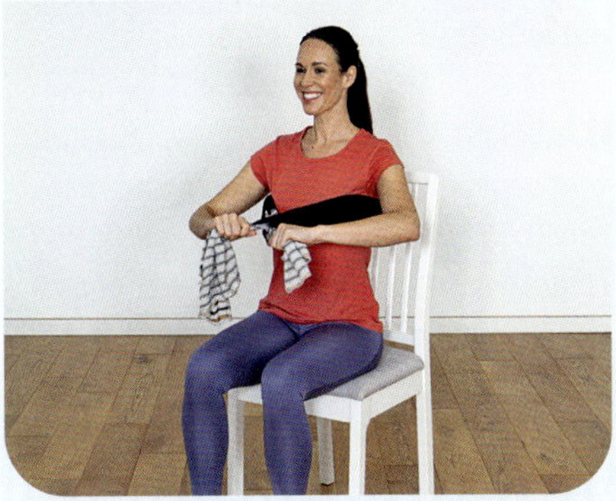

Wahrnehmung der unteren seitlichen Flankenatmung (Seite 50)

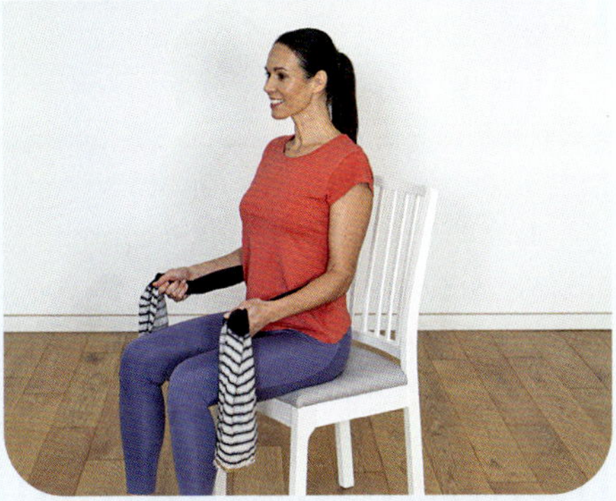

Wahrnehmung der Lendenatmung (Seite 50)

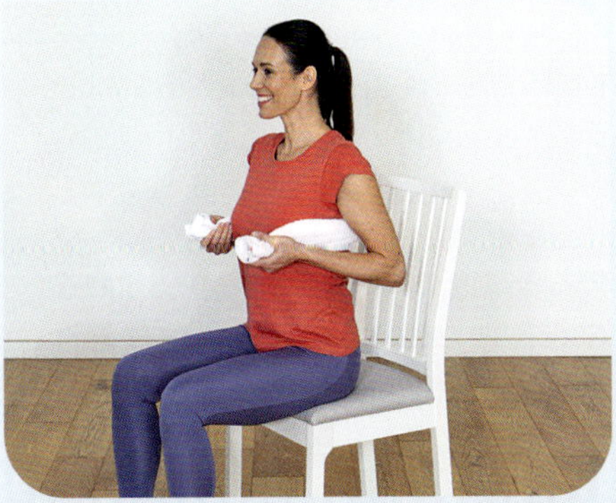

Wahrnehmung der oberen Flankenatmung (Seite 52)

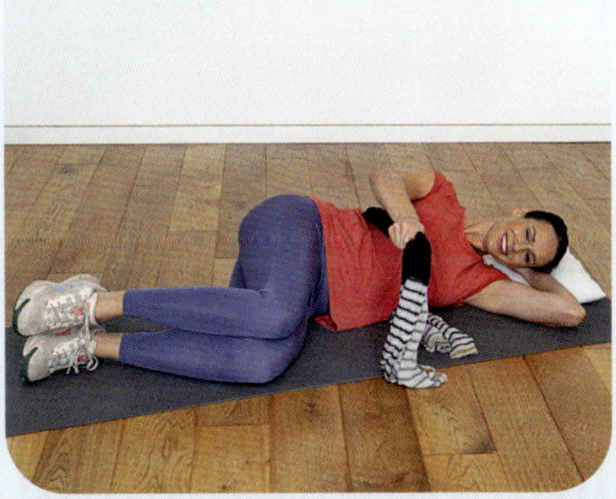

Effektive Flankenatemübung und Lösung von Rippenblockaden (Seite 52)

Wahrnehmung der Bauchatmung 1

Setzen Sie sich aufrecht auf einen Stuhl und legen Sie ein Handtuch (oder einen Schal) über Ihren unteren Bauch. Halten Sie die Enden mit beiden Händen rechts und links neben dem Körper fest, sodass das Handtuch über dem Bauch gespannt ist. Lassen Sie den Atem zum Druck, den das Handtuch gibt, fließen und spüren Sie, wie es sich beim Einatmen nach vorne bewegt und beim Ausatmen zurückschwingt. Nehmen Sie sich so viel Zeit für diese Übung, wie es Ihnen angenehm ist. ❶

Wahrnehmung der Bauchatmung 2

Leichter und entspannter gelingt die vorherige Übung im Liegen. Legen Sie sich auf den Rücken, stellen Sie die Beine auf und legen Sie das Handtuch wieder fest über den Bauch, etwa in Höhe des Bauchnabels. Halten Sie es gespannt fest und beobachten Sie den Atem zum Bauch hinab. Können Sie feststellen, dass das Handtuch beim Einatmen angehoben wird und sich beim Ausatmen mit dem Bauch zurückbewegt? Nehmen Sie sich so viel Zeit für diese Übung, wie es Ihnen angenehm ist. ❷

Variante: Das Handtuch dient bei dieser Übung als Ausatemhilfe. Ziehen Sie während der Ausatmung durch die Lippenbremse das Handtuch in kleinen stoßweisen Bewegungen fester nach unten. Dadurch können Sie die Ausatmung unterstützen und das Zwerchfell kann sich vermehrt nach oben anheben. Gleichzeitig bedeutet dies für den Atemmuskel eine vorteilhafte Dehnung.

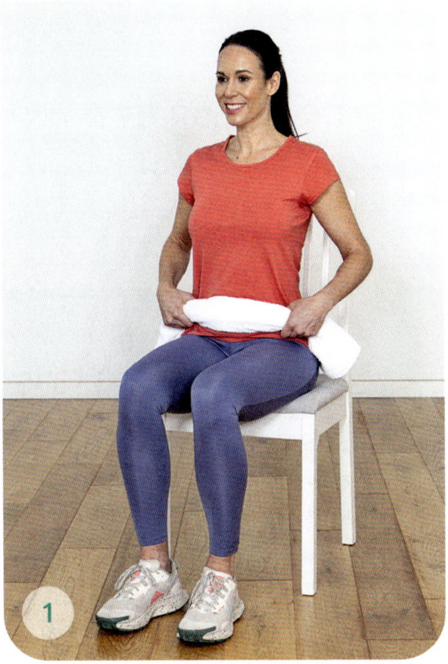
1

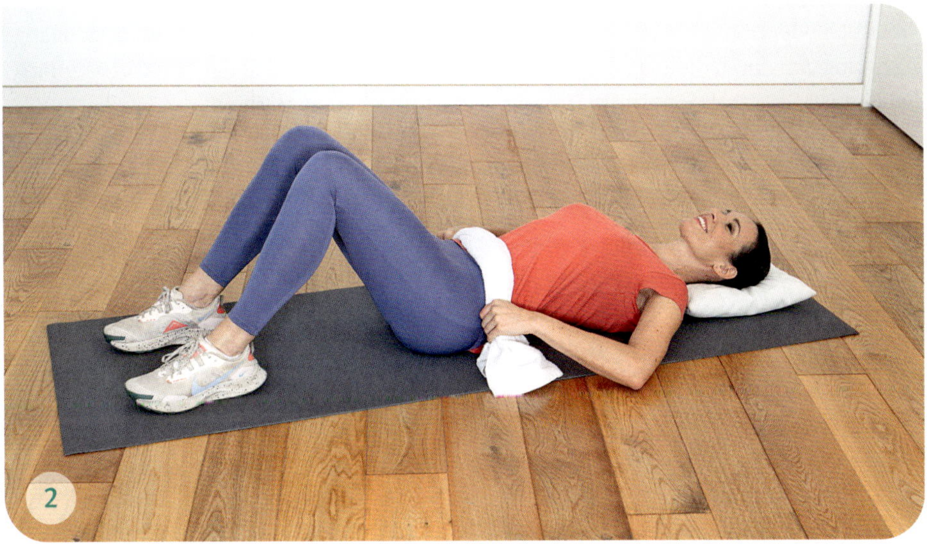
2

Wahrnehmung der unteren seitlichen Flankenatmung

Setzen Sie sich aufrecht auf einen Stuhl und legen Sie das Handtuch oder einen Schal unterhalb der Rippenbögen um Ihren Körper und halten Sie die Enden vorne fest. Wenn das (Hand-)Tuch lang genug ist, halten Sie es vorne über Kreuz; also das rechte Ende in der linken und das linke Ende in der rechten Hand. ❶ Atmen Sie zuerst aus und atmen Sie dann langsam gegen das etwas gespannte Handtuch oder den Schal ein. Atmen Sie dann langsam durch die Lippenbremse aus und unterstützen Sie die Ausatmung, indem Sie etwas an den Tuchenden ziehen. Nehmen Sie sich so viel Zeit für diese Übung, wie es Ihnen angenehm ist. Spüren Sie zwischendurch immer wieder nach, wie sich die Taillenseiten anfühlen. Nach einigen Wiederholungen wird der Atem leichter in die unteren Rippenseiten ein- und ausströmen.

Wahrnehmung der Lendenatmung

Setzen Sie sich auf einen Stuhl, legen Sie einen Schal um Ihren unteren Rückenbereich und halten Sie die Enden vorne über Kreuz mit den Händen fest. Beugen Sie sich dann nach vorne und legen die Ellenbogen bequem auf den Knien ab. Der Rücken darf bei dieser Übung vor allem im unteren Bereich gerundet sein. ❷ Atmen Sie nun gegen den gespannten Schal langsam ein und erspüren Sie die Dehnung im Lendenbereich. Danach langsam ausatmen und den Schal etwas nach vorne ziehen. Nach einigen Wiederholungen wird der Atem leichter in die unteren Rippenseiten ein- und ausströmen.

Variante: Führen Sie dann die Übung auch im aufgerichteten Sitz aus. ❸

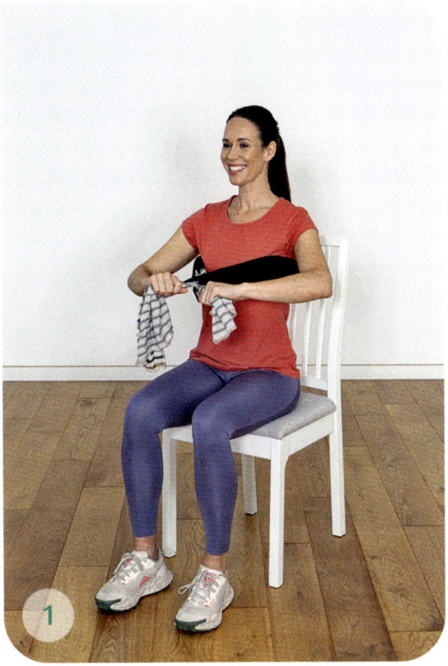
1

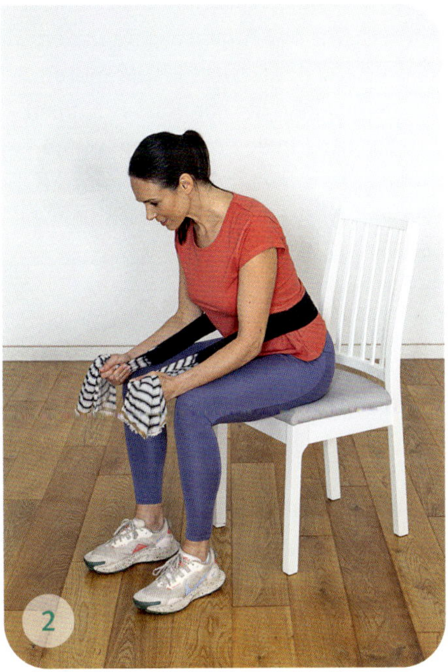
2

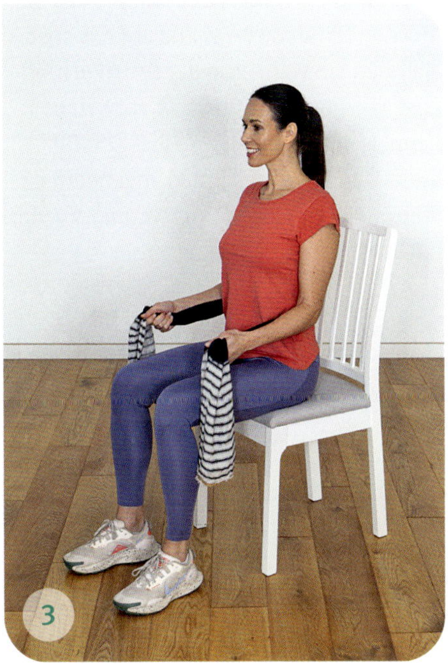
3

Wahrnehmung der oberen Flankenatmung

Setzen Sie sich aufrecht auf einen Stuhl und legen Sie ein Handtuch oder einen Schal um den oberen Rücken und ziehen Sie es unter den Achseln nach vorne durch. Wenn das Tuch lang genug ist, überkreuzen Sie es vor dem Brustkorb. Atmen Sie gegen den Widerstand des Tuchs ein und erspüren Sie die Dehnung in den oberen Rippenbereichen. Beim langsamen Ein- und Ausatmen geben Sie mit den Händen etwas Zug auf das Tuch. Nehmen Sie wahr, wie der Brustkorb verengt wird und wie viel Luft entweichen kann. Nehmen Sie sich so viel Zeit für diese Übung, wie es Ihnen angenehm ist. Spüren Sie zwischendurch immer wieder nach. ❶

Effektive Flankenatemübung und Lösung von Rippenblockaden

Legen Sie sich mit angezogenen Knien auf die rechte Seite und legen Sie einen Schal unter die rechte untere Taille. Das untere Ende des Schals lassen Sie vor sich auf dem Boden liegen, das andere (linke) Ende halten Sie mit der linken Hand vor sich vor dem Brustkorb. Spannen Sie den Schal so, dass Sie einen deutlichen Widerstand in den linken unteren seitlichen Rippenbögen spüren (in der oberen Körperhälfte). ❷ Atmen Sie gegen den Widerstand des Schals ein und spüren Sie die Ausdehnung der unteren Rippen. Lassen Sie dann den Atem langsam und gelöst ausströmen und beobachten Sie, wie sich die Rippen senken. Nehmen Sie sich so viel Zeit für diese Übung, wie es Ihnen angenehm ist.

In Rückenlage nachspüren und beide Seiten vergleichen. Dann die andere Seite beüben.

Variante: Die gleiche Übung wie oben, aber Sie strecken das obere Bein. ❸

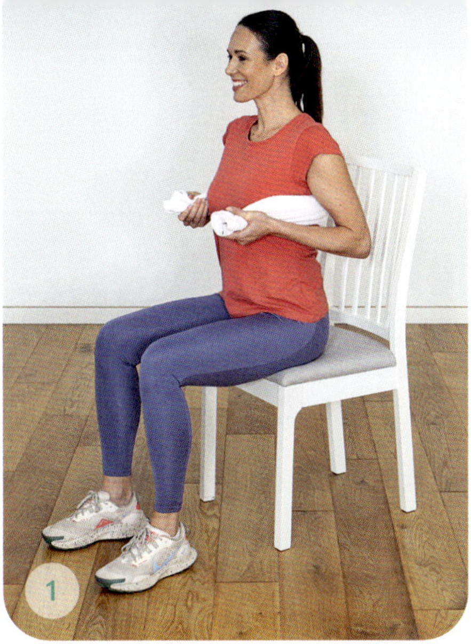
1

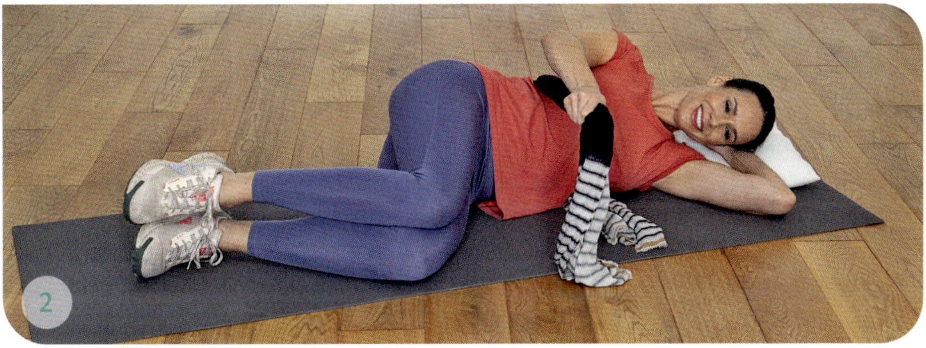
2

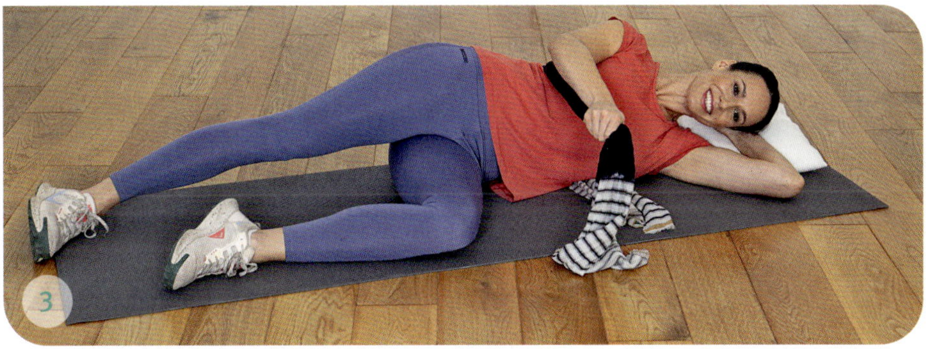
3

Das Zwerchfell aus seinem Schlummer wecken

Das Zwerchfell ist eher ein verborgener Muskel und wir müssen seine Lage zuerst visualisieren um wahrzunehmen, wo es sitzt.

Das Zwerchfell – auch Dirigent der Atmung genannt – ist unser wichtigster Atemmuskel. Es liegt horizontal in unserer Körpermitte, ist jedoch nicht so ersichtlich wie beispielsweise unser Bizeps. Können Sie sich die Lage des Zwerchfells vorstellen? Viele Menschen in meinen Kursen staunen immer wieder über die Lage des Zwerchfells. Es durchzieht den ganzen Körper: von den vorderen unteren Rippen bis nach hinten zur Lendenwirbelsäule. An der Körpervorderseite können wir versuchen, es mit den Fingern zu erfühlen.

Haben Sie schon einmal das Zwerchfell mit den Fingern erfühlt? Dieser Muskel liegt eigentlich verborgen in unserem Körper. Sehr häufig ist das Gefühl für das Zwerchfell verloren gegangen oder es war noch nie da. In diesem grundlegenden Atemprogramm geht es vor allem darum, das Zwerchfell einmal mit den Fingern zu begreifen, seine Lage und seine Arbeit wahrzunehmen. Zum anderen können Sie es durch die folgenden Übungen aus »seinem Schlummer wecken«. Mit den Fingern können Sie Ihr Zwerchfell nicht nur aktivieren, sondern auch von Anspannungen lösen und auch kräftigen. Diese »kleinen« Übungen können kleine Wunder bewirken, wenn Sie sie regelmäßig ausführen.

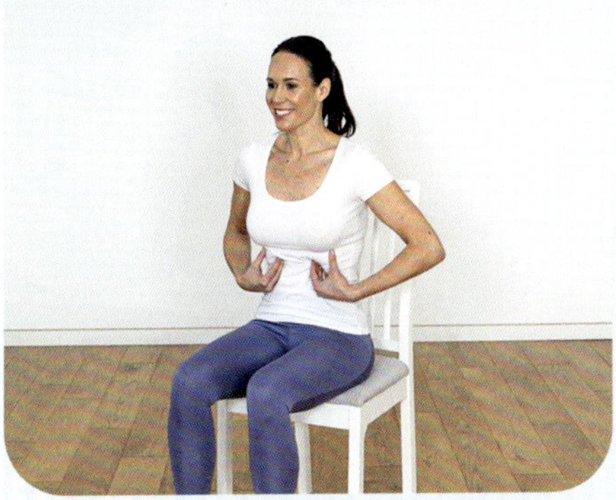

Zwerchfell mit den Fingerkuppen drücken, wecken, wahrnehmen (Seite 56)

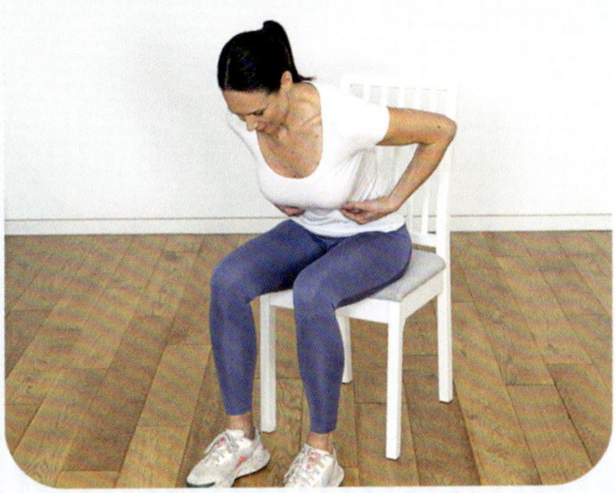

Zwerchfell von Spannungen lösen und erspüren (Seite 58)

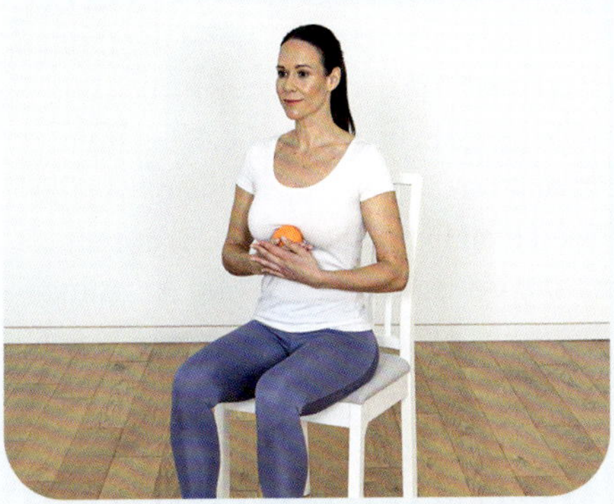

Zwerchfell mit einem Tennis- oder Faszienball lösen (Seite 58)

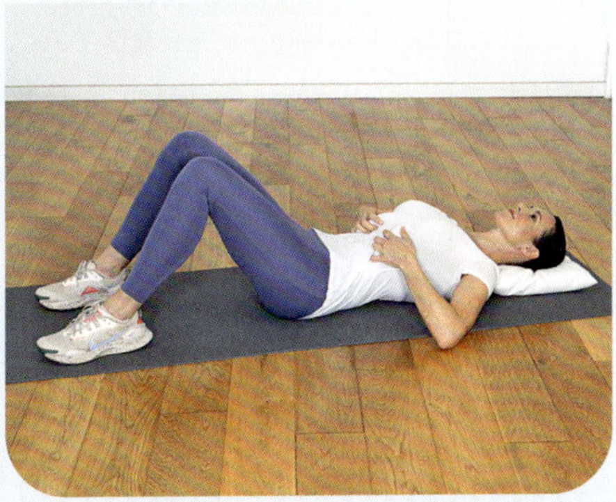

Zwerchfell im Liegen mit den Fingerkuppen drücken und wecken (Seite 60)

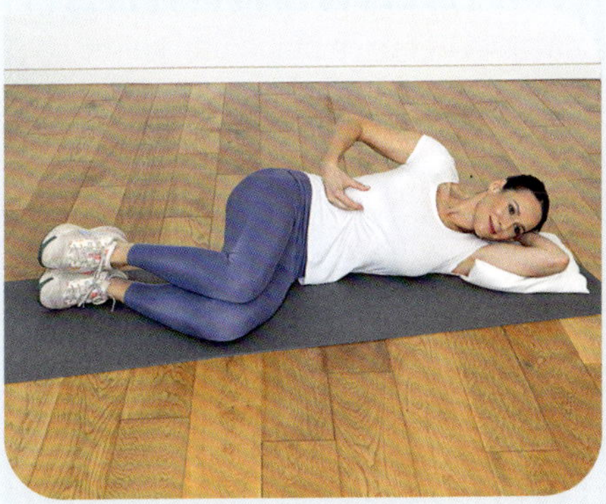

Zwerchfell in Seitenlage erfühlen, lösen und aktivieren (Seite 60)

Zwerchfell mit den Fingerkuppen drücken, wecken, wahrnehmen

Setzen Sie sich aufrecht auf einen Stuhl und erfühlen Sie zuerst mit den Fingerkuppen Ihre unteren Rippen. Beginnen Sie am Brustbein. Erinnern Sie sich: Das Zwerchfell ist an den letzten Rippen und am Schwertfortsatz des Brustbeins befestigt (s. Seite 23). Beginnen Sie am Brustbein und wandern Sie dann tippend Stelle für Stelle auf den unteren rechten und linken Rippen nach außen bis zur tiefsten Stelle. ❶

Nachdem Sie sich mit der Lage Ihrer Rippen vertraut gemacht haben, erfühlen Sie Ihr Zwerchfell mit allen Fingerkuppen außer den Daumen. Beginnen Sie in der Mitte am Brustbein. Drücken Sie dort mit den Fingerkuppen unter den Rippen nach innen, indem Sie versuchen, die Finger bogenförmig unter die Rippen zu schieben (Greifgriff). Die Finger graben sich sozusagen in das Zwerchfell. Beginnen Sie an den Rippen in der Mitte des Brustkorbs. Greifen Sie mit den Fingern so gut es Ihnen möglich ist unter die Rippen und atmen Sie dann ganz natürlich ein und aus. ❷ Beobachten Sie dabei Ihren Atem. Können Sie wahrnehmen, wie das Zwerchfell Ihre Finger beim Einatmen nach vorne wegdrückt? Beim langsamen Ausatmen können Sie die Finger wieder etwas weiter unter die Rippen drücken.

Nach 3–5 Atemzügen können Sie die Hände entspannt ablegen und nachspüren. Danach legen Sie die Finger an die nächste Rippenstelle. Die Finger wandern immer weiter nach unten und außen, während Sie entspannt ein- und ausatmen. Verweilen Sie immer wieder an einer Stelle und lassen Sie sich auch Zeit zum Nachspüren.

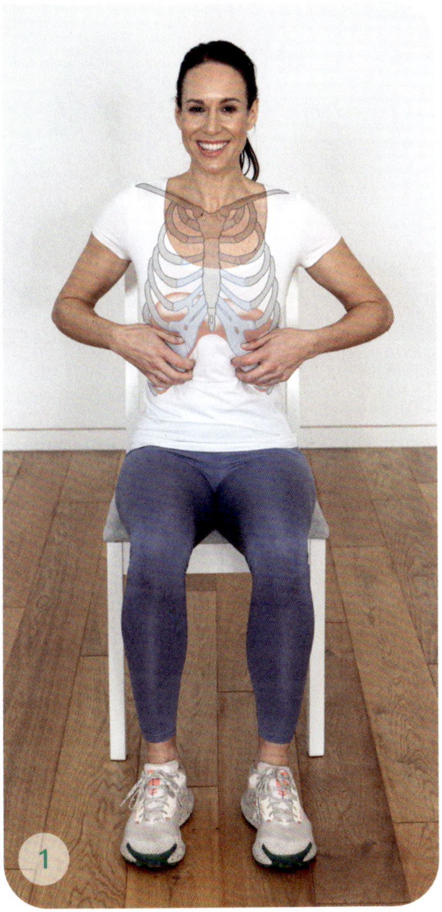

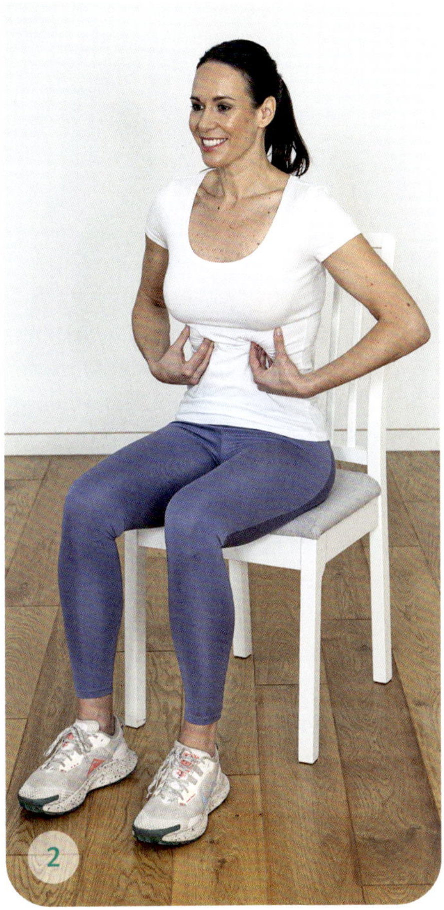

Zwerchfell von Spannungen lösen und erspüren

Setzen Sie sich aufrecht auf einen Stuhl oder legen Sie sich bequem auf eine Unterlage. Legen Sie die Fingerkuppen unter Ihre Rippen. Beginnen Sie in der Mitte des Brustkorbs. Während Sie mit den Fingern nach innen drücken, atmen Sie durch die Nase langsam ein. Sicher können Sie wahrnehmen, wie die Finger weggedrückt werden. Beim Ausatmen (am besten durch die weich geöffneten Lippen) machen Sie mit den Fingerkuppen pumpende Bewegungen in den Zwerchfellmuskel unter den Rippen. 1 Atmen Sie auf diese Weise komplett aus und lassen Sie dann den Atem wieder gelöst und ohne Zwang kommen. 3- bis 5-mal wiederholen; danach mit den Fingern etwas weiter rutschen und wieder pumpen. Zwischendurch und am Ende der Übung immer wieder entspannt nachspüren.

Auf diese Weise können Sie das Zwerchfell in diesem Bereich wecken, von Verspannungen lösen und aktivieren.

Zwerchfell mit einem Tennis- oder Faszienball lösen

Setzen Sie sich aufrecht auf einen Stuhl und legen Sie einen Tennis- oder Faszienball unter das Brustbein in der Mitte des Brustkorbs. Legen Sie beide Hände über den Ball und drücken Sie nach innen, als ob Sie unter den Knochen drücken wollten. Rollen Sie den Ball 10–30 Sekunden auf der Stelle und wandern Sie dann in Minibewegungen unter dem Rippenbogen auf einer Seite in kleinen druckvollen Bewegungen sehr langsam nach außen. 2 Rollen Sie ganz langsam, Millimeter für Millimeter, und lösen Sie auf diese Weise Verhärtungen im Zwerchfellbereich. Machen Sie so oft Sie wollen eine kleine Pause und lassen Sie Ihr Hände entspannt auf den Oberschenkeln ruhen. Rollen Sie dann auch zur anderen Seite. Bei dieser Übung den Atem gelöst fließen lassen.

Variante: Sie können diese Übung auch in Rückenlage ausführen. 3

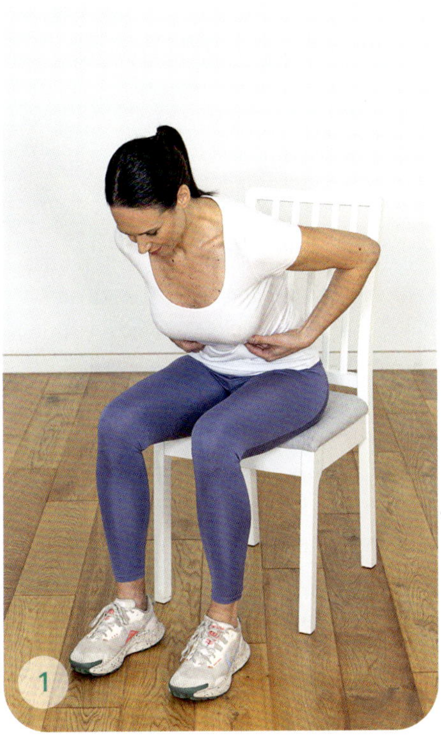

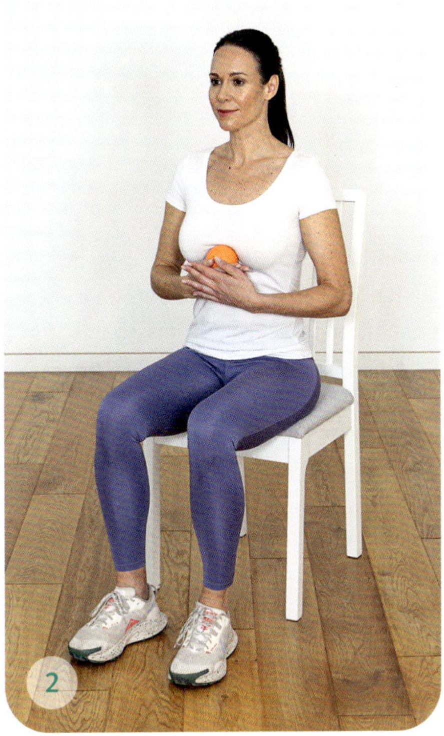

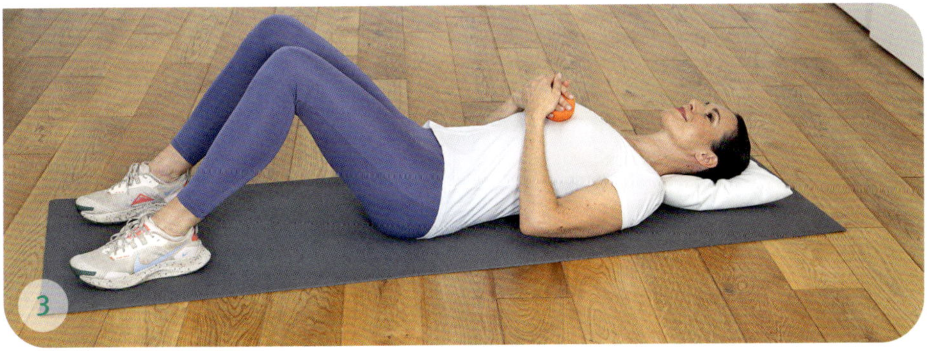

Zwerchfell im Liegen mit den Fingerkuppen drücken und wecken

Legen Sie sich auf eine Unterlage und stellen Sie die Beine auf. Führen Sie die erste Übung des Programms (Seite 56) im Liegen aus. Im Liegen fällt es Ihnen vielleicht etwas leichter. Diese Übung ist auch gut im Bett möglich. Gehen Sie mit den Fingerkuppen unter die untersten Rippen und krallen Sie die Finger ein. Lassen Sie die Finger wieder an verschiedenen Stellen liegen. Spüren Sie, wie die Finger beim Einatmen nach außen geatmet werden und versuchen Sie, beim Ausatmen noch etwas tiefer zu greifen. Üben Sie aber nur so viel, wie es Ihnen guttut. ❶

Sie können diese Übung entweder nur mit einer Hand machen (beide Seiten abwechselnd) oder – wenn es Ihnen leicht fällt – beide Seiten gleichzeitig bearbeiten.

Zwerchfell in Seitenlage erfühlen, lösen und aktivieren

Auch die Seitenlage ist für diese Übung sehr geeignet. Legen Sie sich dazu auf die rechte Seite und ziehen Sie die Knie ein wenig an. Greifen Sie dann mit den Fingerkuppen der linken Hand unter die rechte untere Rippe. Atmen Sie gegen die Finger ein und lassen Sie beim Ausatmen die Finger wieder tiefer unter die Rippen gleiten. Drehen Sie sich nach einigen Ein- und Ausatmungen um und führen Sie die Übung mit der rechten Hand unter der untersten rechten Rippe aus. ❷

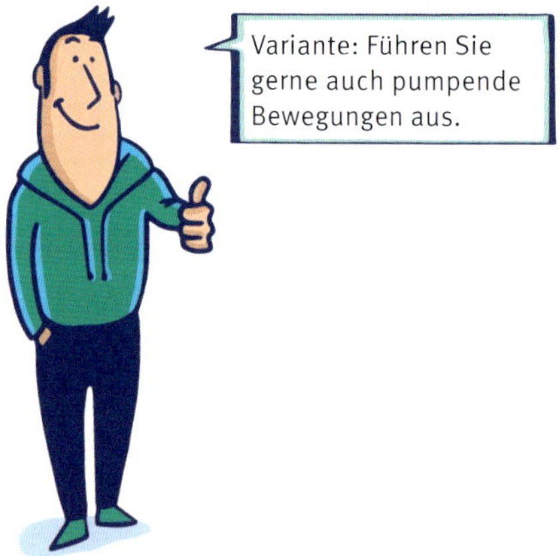

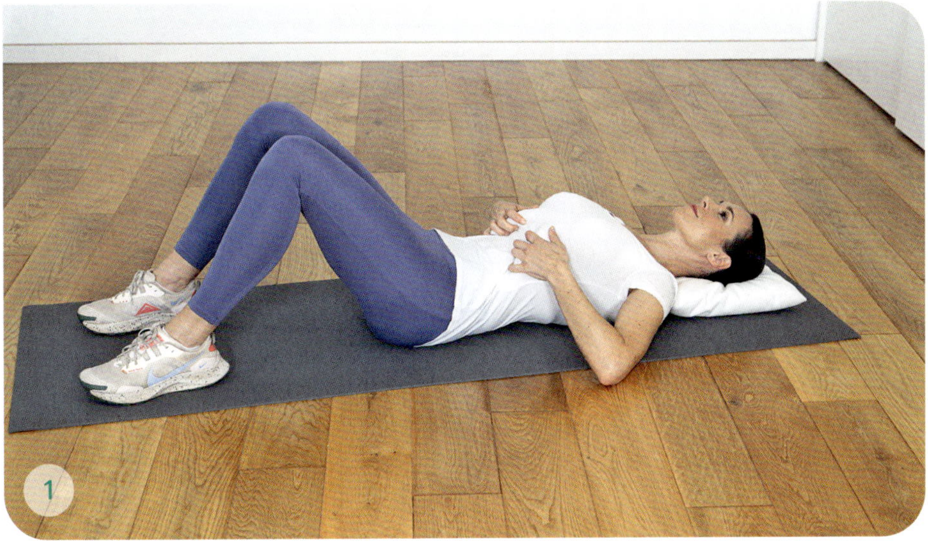
1

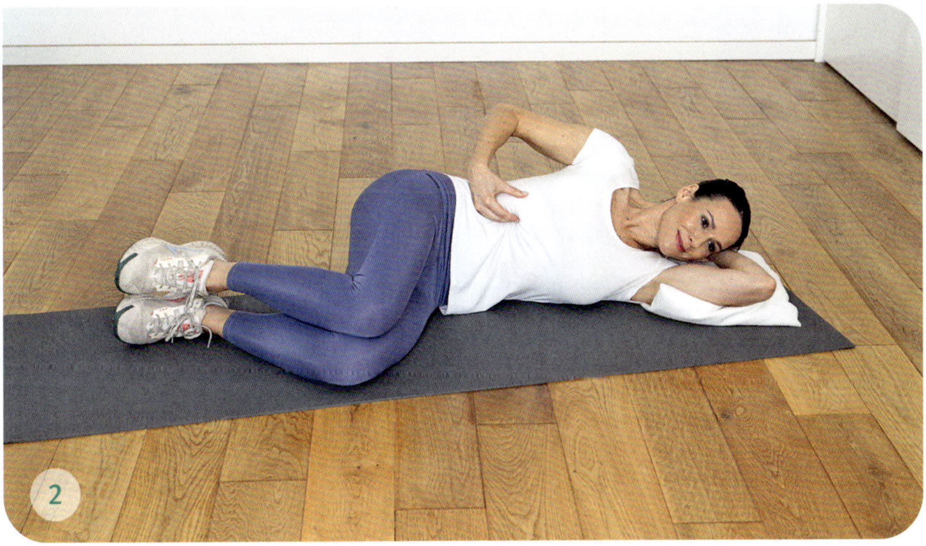
2

Klopf- und Massageübungen

In diesem Übungsprogramm geht es um Klopf- und Massageübungen gegen Anspannungen im Brustkorb – und ganz besonders im seitlichen Rippenbereich sowie im unteren Rücken.

Klopfübungen, die Sie selbst ausführen können, sind sehr effektiv, um die Durchblutung und eine verbesserte Nährstoffversorgung von Muskeln und Bindegewebe anzuregen. Wenn es um die Atmung geht, denken wir hierbei besonders an das Zwerchfell und die Zwischenrippenmuskeln, aber auch an Atemhilfsmuskeln, die auf Grund einer ungünstigen Atemtechnik verkürzt sind. Hauptsächlich sind dies die Brustmuskeln und die Schultermuskeln. Deshalb ist es sehr empfehlenswert, diese Muskeln immer wieder leicht auszuklopfen und zu massieren. Sanfte Massagestriche sowie Druckpunkttechniken wirken zudem beruhigend auf die Nerven.

Auch in den Atemmuskeln – sowie in anderen Muskeln – finden Sie zudem sogenannte Triggerpunkte. Diese Punkte sind sehr druckempfindlich, da sie in Muskel- und Faszienfasern Verhärtungen bilden. Sie entstehen, wenn Muskeln immer wieder verkrampfen und anschließend keine Dehnung und Entspannung entsteht. Dadurch werden die Druchblutung und die Versorgung mit Sauerstoff und Nährstoffen behindert und geraten ins Stocken.

Die folgenden Übungen können Sie im Stehen, Sitzen oder Liegen ausführen. Im Alltag ist Sitzen vielleicht geeigneter als Liegen, achten Sie dann bitte auf eine aufrechte Haltung.

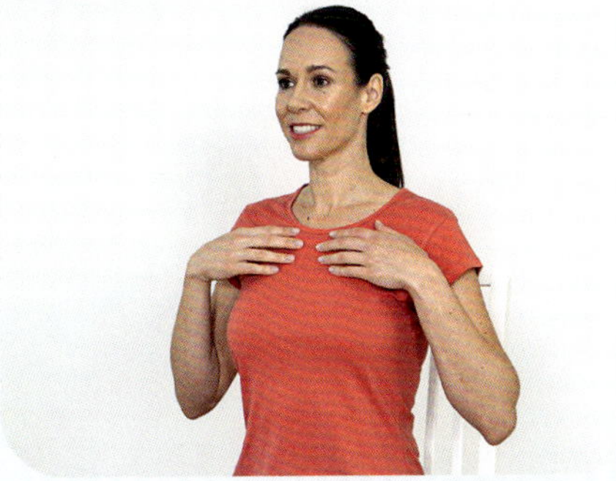

Massage unter den Schlüsselbeinen (Seite 64)

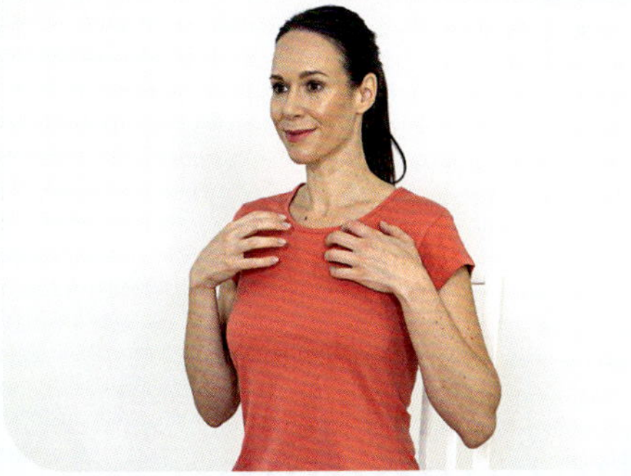

Bronchien und Teile des Brustmuskels abklopfen (Seite 64)

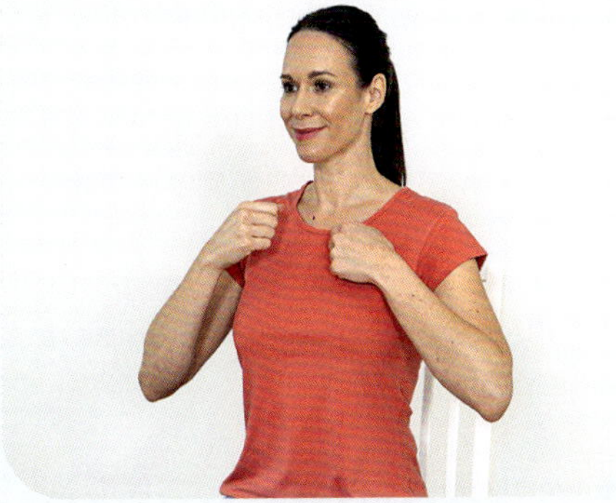

Brustkorb abklopfen und tönend aus-atmen (Seite 66)

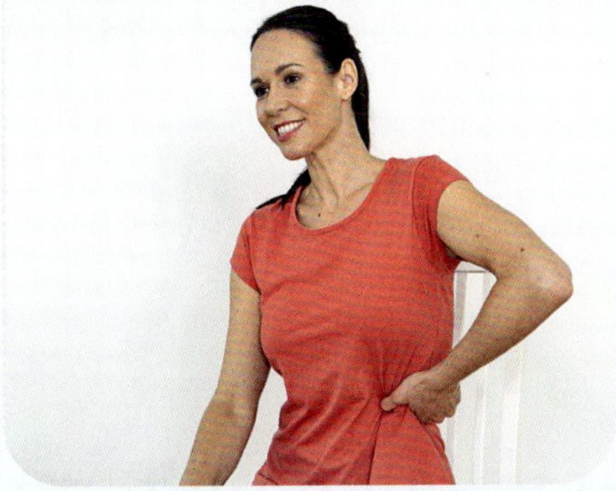

Zwischenrippenmuskeln erfühlen und akupressieren (Seite 66)

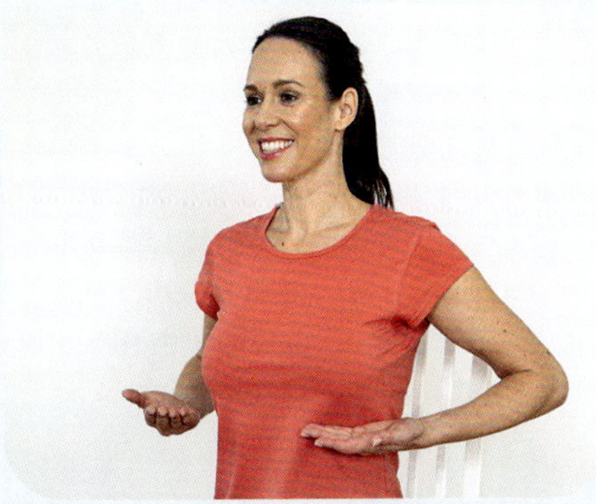

Zwischenrippenmuskeln im äußeren Bereich abklopfen (Seite 68)

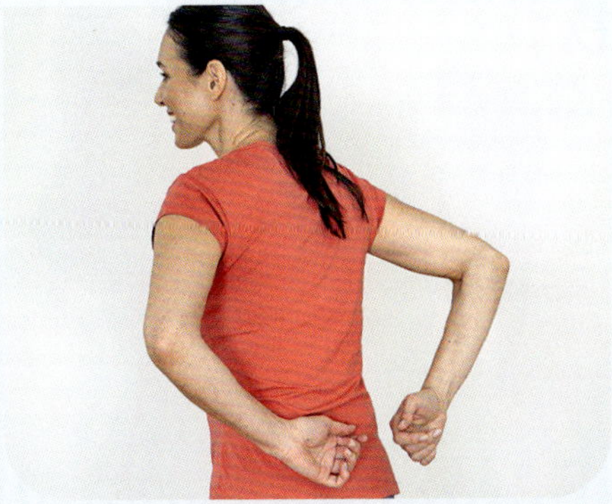

Unteren Rücken abklopfen (Seite 68)

Massage unter den Schlüsselbeinen

Legen Sie die drei mittleren Finger der rechten Hand an das Brustbein, sodass sich der rechte Zeigefinger unterhalb des rechten Schlüsselbeins befindet. Streichen Sie dann 10- bis 20-mal vom Brustbein unter dem Schlüsselbein nach außen zur Schulter. Danach die andere Seite. Sie können gerne auch beide Seiten gleichzeitig ausstreichen. 1

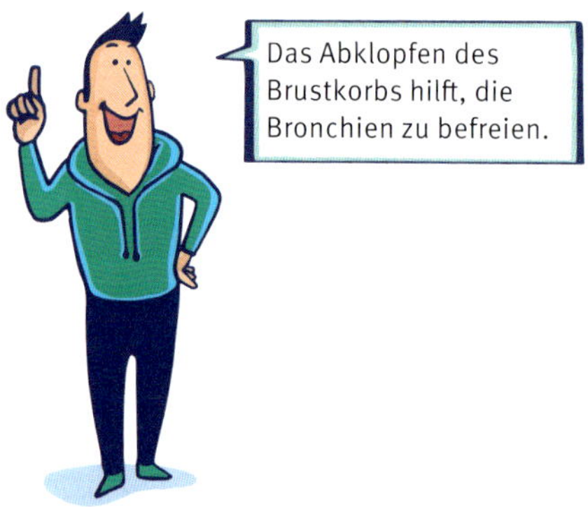

Bronchien und Teile des Brustmuskels abklopfen

Das Abklopfen der Bronchien ist für Menschen mit COPD oder akuter sowie chronischer Bronchitis eine bewährte Möglichkeit, um festsitzenden Schleim zu lösen. Die Selbstreinigung der Atemwege wird aktiviert. Bei dieser Übung werden außerdem verhärtete Brustmuskeln gelöst und besser durchblutet. Die Brustmuskulatur wird bei Atemnot gerne als Hilfsmuskulatur benutzt und ist deshalb verkürzt und verspannt.

Klopfen Sie mit lockeren Fäusten oder mit den Fingerkuppen (bei leicht gebeugten Fingern) beidseitig vom Brustbein nach außen zu den Schultergelenken. Beginnen Sie mit dieser Klopfübung unter den Schlüsselbeinen und klopfen Sie 10- bis 20-mal von innen nach außen. Setzen Sie danach die Finger 3–4 Millimeter tiefer an. 2 Lassen Sie den Atem natürlich fließen und spüren Sie anschließend nach, wie sich der Bereich der Brustmuskeln und der Bronchien jetzt anfühlen.

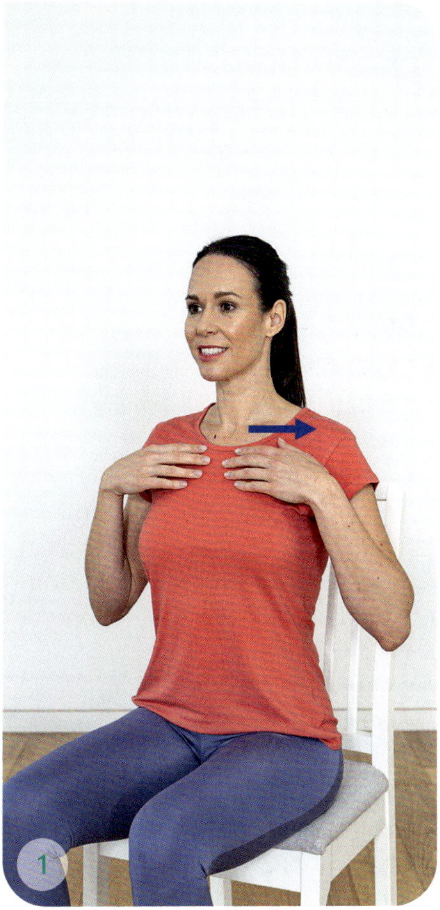
1

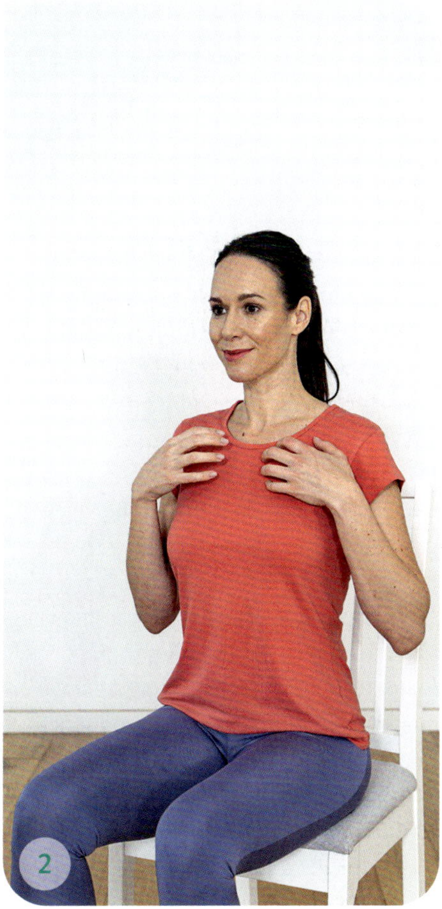
2

Brustkorb abklopfen und tönend ausatmen

Verbinden Sie die vorherige Übung mit einer bewussten langen Ausatmung. Lassen Sie den Atem beim Ausatmen über die Lippenbremse gelöst ausströmen. 1 Eine ebenfalls sehr empfehlenswerte Möglichkeit ist die Ausatmung auf »Mmm...«. Dadurch werden die Stimmbänder vermehrt in Schwingung versetzt und feine Vibrationen können sich über die Nasennebenhöhlen ausbreiten. Nach etwas Übung werden Sie die sanften Vibrationen im ganzen Körper erspüren können. Führen Sie die Übung so lange aus, wie Sie gelöst ausatmen können, und wiederholen Sie sie nach Belieben. Spüren Sie immer wieder in Ruhe und, wenn es Ihnen angenehm ist, mit geschlossenen Augen nach.

Variante: Atmen Sie auch einmal auf Vokaltöne oder einen summenden »sss...«-Ton aus, der an ein Bienensummen erinnert.

Zwischenrippenmuskeln erfühlen und akupressieren

Erfühlen Sie zunächst mit den Mittelfingerkuppen oder den Daumen die knöchernen Rippen seitlich. Beginnen Sie dann mit einer Seite und erfühlen Sie mit einem Daumen die Rippenzwischenräume. Hier sitzen die Zwischenrippenmuskeln, die häufig verspannt und deren Faszien oft verklebt sind. Streichen Sie mit dem rechten Daumen die Zwischenrippenräume in der seitlichen rechten Flankenseite in kleinen Bewegungen von außen nach innen aus; oder üben Sie auf einzelnen Stellen 10–20 Sekunden Druck aus. 2 Behandeln Sie erst eine, dann die andere Seite auf diese Weise so lange Sie wollen und immer wieder während des Tages. Manchen Stellen können sehr schmerzempfindlich sein, aber nach etwas Übung wird das Gewebe gelöster.

Variante: Legen Sie beide Daumen in Zwischenrippenräume in den Flanken und üben Sie Druck aus. Dann gegen den Druck ein- und langsam ausatmen.

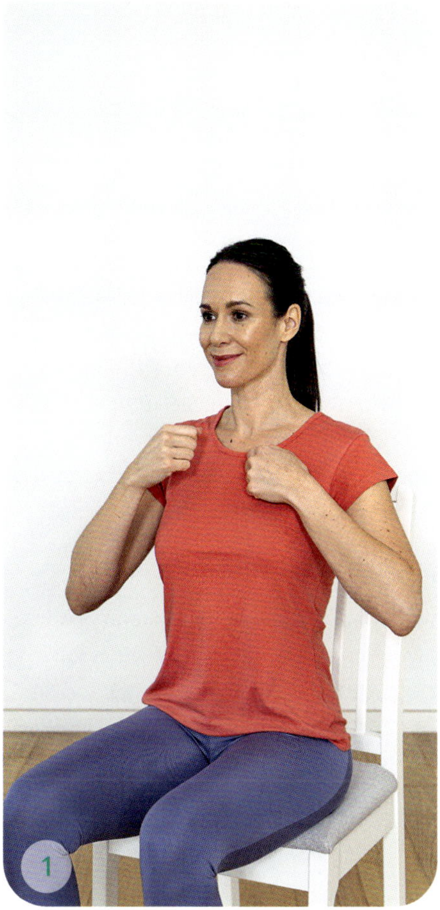
1

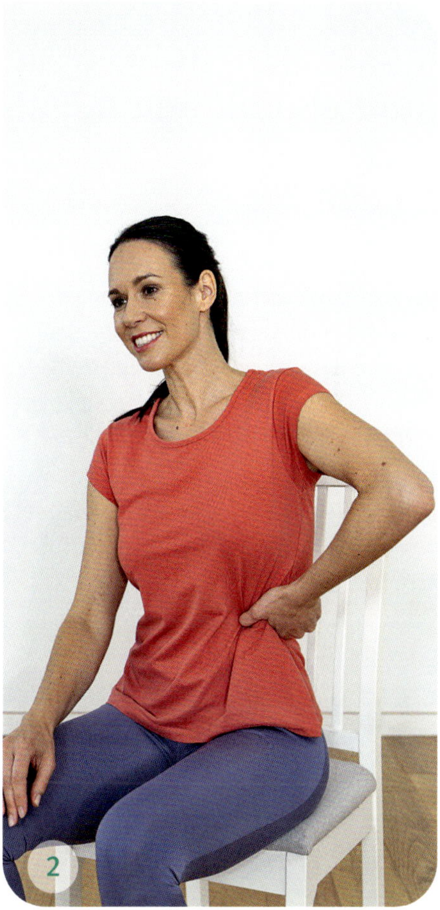
2

Zwischenrippenmuskeln im äußeren Bereich abklopfen

Klopfen Sie mit entweder mit den Handkanten der Kleinfingerseiten oder mit den Handballen beider Hände den äußeren Bereich der Rippen und Zwischenrippenmuskeln ab. Lassen Sie dabei den Atem natürlich fließen oder atmen Sie auf »mmm...« aus. Sie können entweder jeweils nur eine Seite abklopfen oder beide gleichzeitig. Achten Sie darauf, die Schultern nicht hochzuziehen. (1)

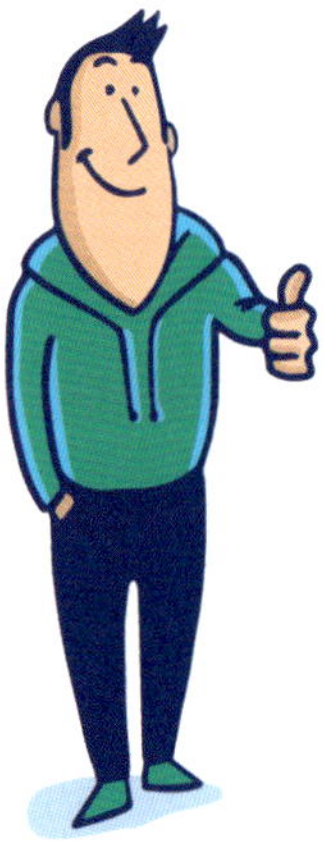

Unteren Rücken abklopfen

Klopfen Sie mit lockeren Fäusten den unteren Rücken im Bereich der unteren Rippen ab. Sie können sich dabei ein klein wenig nach vorne beugen. (2) Spielen Sie mit Ausatemtönen. Sie können auch die Lippenbremse anwenden oder auf »mmm...« oder Vokaltöne ausatmen. Atmen Sie so lange aus, bis das nächste Einatmen von allein kommt.

Variante: Sie können den unteren Rücken und ebenfalls beide Flanken auch mit zwei Tennisbällen abklopfen. (3)

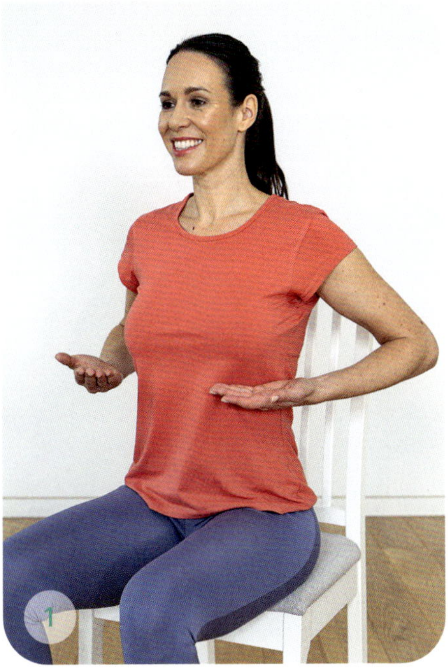
1

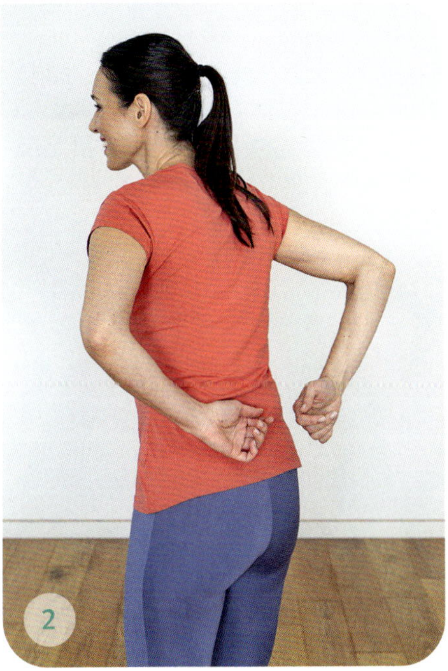
2

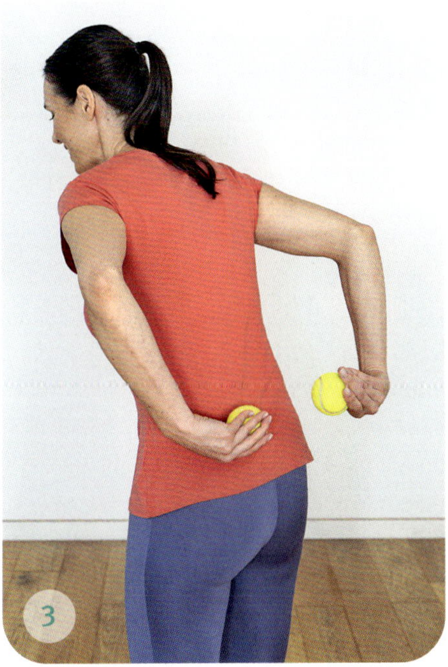
3

Mehr Weite für die Lunge

Durch Dehnlagerungen bringen diese Übungen mehr Weite für die Lunge und mehr Beweglichkeit in den Rippengelenken. (Als Hilfsmittel dienen eine zusammengerollte Decke sowie ein Redondo- oder Pilatesball.)

Die folgenden Übungen sind kleine Wunderübungen für alle, die viel sitzen und deren Haltung immer erstarrter und deren Brustkorb immer enger und verspannter wird. Auch für Menschen mit oder nach einer Lungenerkrankung wie z. B. COPD, chronisch obstruktiver Bronchitis oder Long Covid sind diese Übungen sehr hilfreich, da die Lunge in jedem Winkel belüftet wird.

Im Alltag wird der Brustkorb eng, die Schultern fallen nach vorne und die Rippen und Rippengelenke werden unbeweglich. Das kann an der Haltung liegen, aber auch an Stress oder seelischen Anspannungssituationen. Wegen einer häufig vorgebeugten Haltung verkürzen und verspannen die Brustmuskeln; das Fasziengewebe verfilzt. Überspannte Brustmuskeln bewirken einen dauernd verstärkten Zug der Schultergelenke nach vorne. Die Lunge wird in ihrer Ausdehnung behindert.

Die Dehnlagerungen in diesem Kapitel schaffen besonders viel Raum für die Lunge im Brustkorb- und Flankenbereich. Sie befreien von oft schmerzhaften Verspannungen und Verklebungen im Muskel- und Fasziengewebe. Die Durchblutung ist deutlich verbessert und die gut durchlüfteten Lungenbereiche sind weniger anfällig für krankhafte Veränderungen.

Sie benötigen für diese Übungen entweder eine Decke, eine Matte, ein festes Kissen oder Knierolle und einen weichen Redondo- oder Pilatesball.

Die Dehnlagen werden in der Regel 1–3 Minuten gehalten; gerne auch länger. Wenn Ihnen eine besonders guttut, begeben Sie sich öfters am Tag für einige Minuten in diese Position. Beobachten Sie dabei den ruhigen Ablauf Ihrer Atmung. Und bedenken Sie: Wenn es bei diesen Übungen auch vor allem um »Dehnung« und Weite geht, ist trotzdem die lange Ausatmung wichtig. Sie ist immer die Voraussetzung, um alle Lungenteile zu erreichen und mit frischem Sauerstoff zu füllen. Dies kann nur gelingen, wenn auch genügend ausgeatmet wird. Dabei aber nie drücken oder pressen, sondern so lange wie möglich sanft und weich ausatmen. Dann kommt die Einatmung ganz von allein.

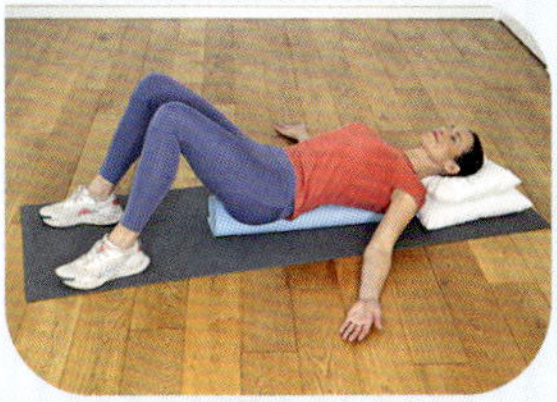

Brustkorb dehnen
(Seite 72)

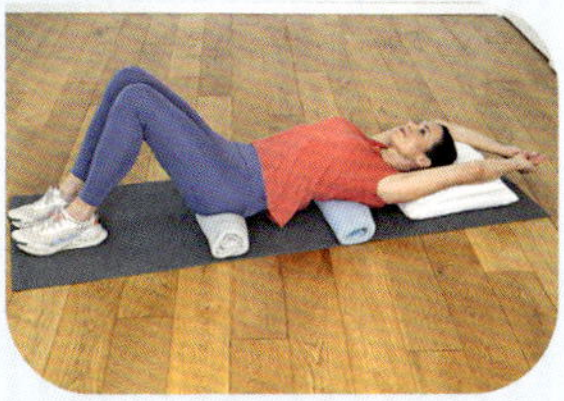

Körper dehnen
(Seite 72)

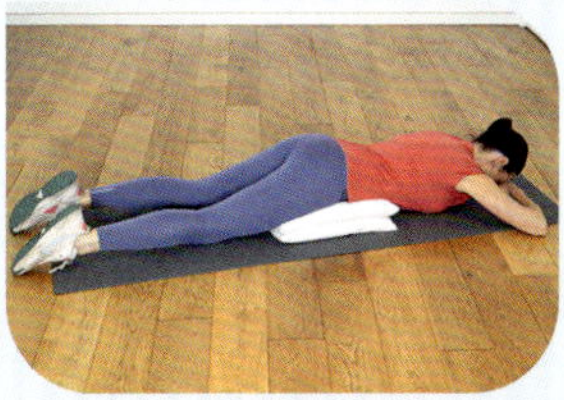

Lunge belüften
(Seite 74)

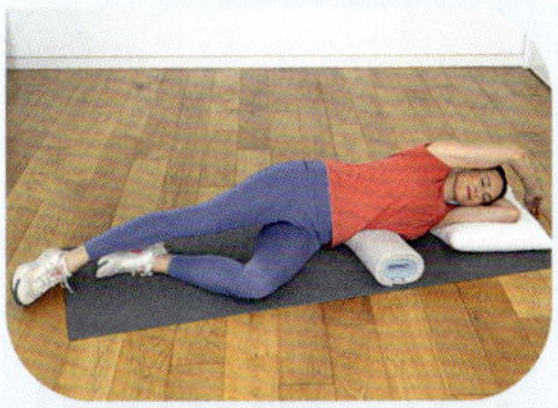

Lunge belüften
(Seite 74)

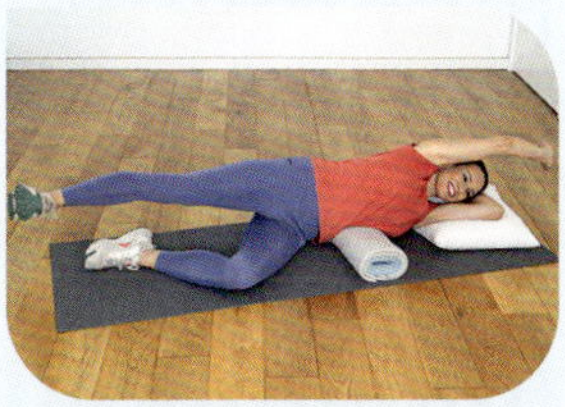

Rumpfseiten dehnen
(Seite 76)

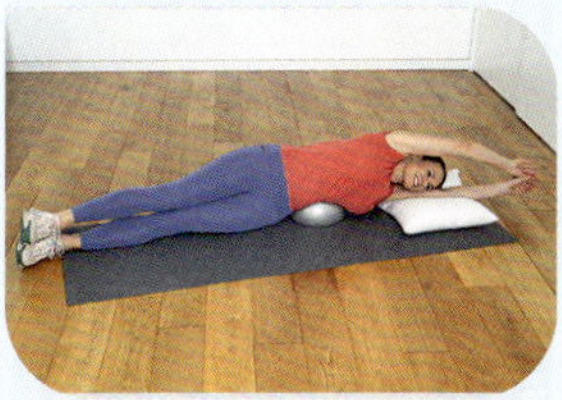

Rumpfseiten dehnen
(Seite 76)

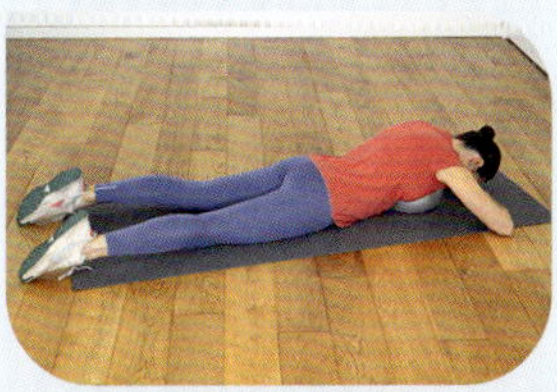

Brustkorb weiten
(Seite 78)

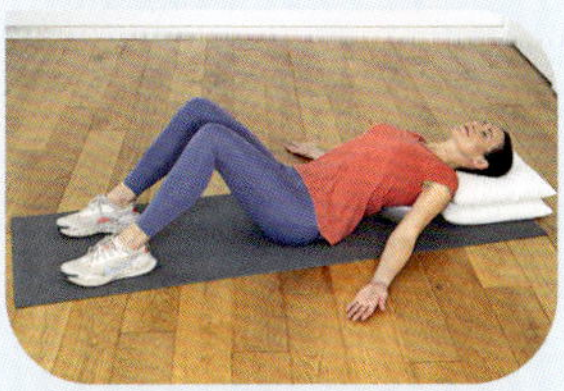

Brustkorb weiten
(Seite 78)

Brustkorb dehnen und Atem vertiefen

Rollen Sie eine Decke oder Gymnastikmatte so zusammen, dass eine feste Rolle entsteht. Sie sollte nicht zu weich sein. Sie könnten auch eine lange Papprolle von etwa 10 Zentimetern Durchmesser mit einer Decke oder einem großen Handtuch umwickeln, damit mehr Widerstand entsteht. (Wer will, kann sich auch eine Pilates-Rolle besorgen).

Setzen Sie sich mit aufgestellten Beinen mit dem Gesäß vor die Matte und legen Sie sich mit der Wirbelsäule und dem Kopf auf die Rolle. Die Arme seitlich weit von sich strecken und die Schultern nach unten Richtung Boden sinken lassen. 1 Erspüren Sie die Dehnung und Weite im gesamten Brustkorbbereich und lassen Sie den Atem gelöst zum Bauch hin fließen. Der Atem wird sich von allein vom Bauch über die Flanken bis zum Brustkorb ausdehnen. Alle Atemräume können sich bei dieser Übung zwanglos weiten. Lassen Sie beim Ausatmen die Schultern sinken.

Dehnung und Weite für Körper und Lungen

Setzen Sie sich auf den Boden und legen Sie sich dann entweder auf zwei Rollen (Knierollen oder zusammengerollte Decken bzw. Badetücher) oder auf zwei halb oder dreiviertel aufgeblasene Redondo- oder Pilatesbälle. Eine Rolle (ein Ball) liegt unter Ihrem Gesäß, die andere Rolle (der andere Ball) unter Ihren Schulterblättern. Den Kopf dürfen Sie auf ein kleines festes Kissen legen. Die Halswirbelsäule nicht nach hinten überstrecken; das Gesicht parallel zum Boden halten.

Strecken Sie nun beide Arme nach hinten aus, während die Beine nach vorne ausgestreckt sind. Falls Ihnen das sehr schwer fällt oder Schmerzen in den Schultergelenken auftreten, strecken Sie die Arme nur zur Seite. 2 Verweilen Sie in dieser Position 1–3 Minuten. Erspüren Sie die Dehnung und lassen Sie den Atem langsam fließen. Entweder durch die Nase ein- und auch langsam ausatmen, oder durch die weich geöffneten Lippen die Luft zwanglos ausströmen lassen.

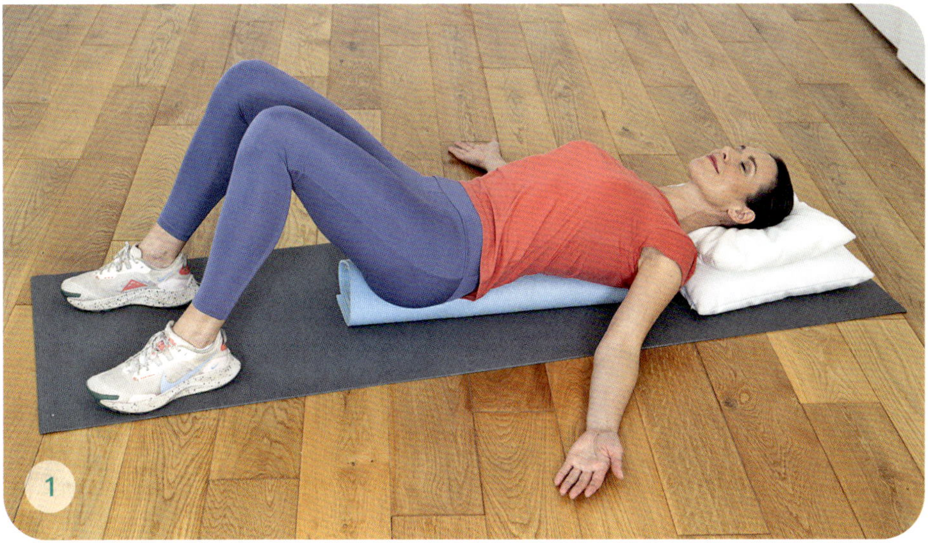
1

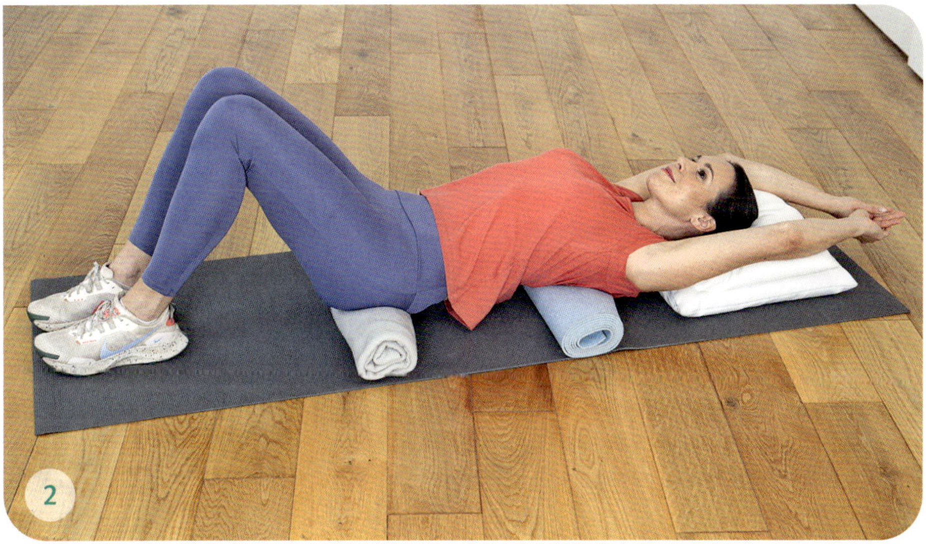
2

In Bauchlage hintere Lungenteile belüften

Legen Sie sich auf den Bauch und legen Sie eine dicke Rolle unter den Unterbauch. Die Hände unter dem Kopf ablegen und eine Hand zur Faust ballen. Legen Sie die Stirn darauf und lassen Sie den Atem in dieser Position 1–3 Minuten fließen. ❶ Das Zwerchfell verdrängt den Bauchinhalt gegen die Rolle und muss jetzt mehr Arbeit leisten. Es wird gekräftigt. Gleichzeitig strömt die Atemluft vermehrt in den Rücken. Gerade nach einer Corona-Infektion müssen die hinteren und seitlichen Lungenabschnitte wieder gut beatmet werden.

In Seitenlage Flanken dehnen und äußere Lungenteile belüften

Legen Sie sich auf die rechte Seite und unterlagern Sie den mittleren Rippenbereich mit einer zusammengerollten Decke oder Knierolle. Dadurch werden die oberen Rippen gedehnt und die Lunge kann sich dort ausweiten. Winkeln Sie das untere Bein leicht an, um das Gleichgewicht besser ausbalancieren zu können, und strecken Sie das obere Bein. Den unteren Unterarm oder die Hand dürfen Sie unter den Kopf legen. Stellen Sie zunächst die linke Hand vor dem Brustkorb auf und kommen Sie zur Ruhe. Strecken Sie dann den oberen (linken) Arm über den Kopf hinaus weit nach hinten, sodass er in der Verlängerung des Körpers liegt. ❷ Erspüren Sie die Dehnung in der oberen linken Seite und lassen Sie den Atem natürlich fließen. Nehmen Sie wahr, wie der Atem zum Bauch und zur gedehnten Seite fließt. Verweilen Sie 1–3 Minuten in der Dehnung und spüren Sie danach entspannt in Rückenlage der Übung nach. Dann Seite wechseln.

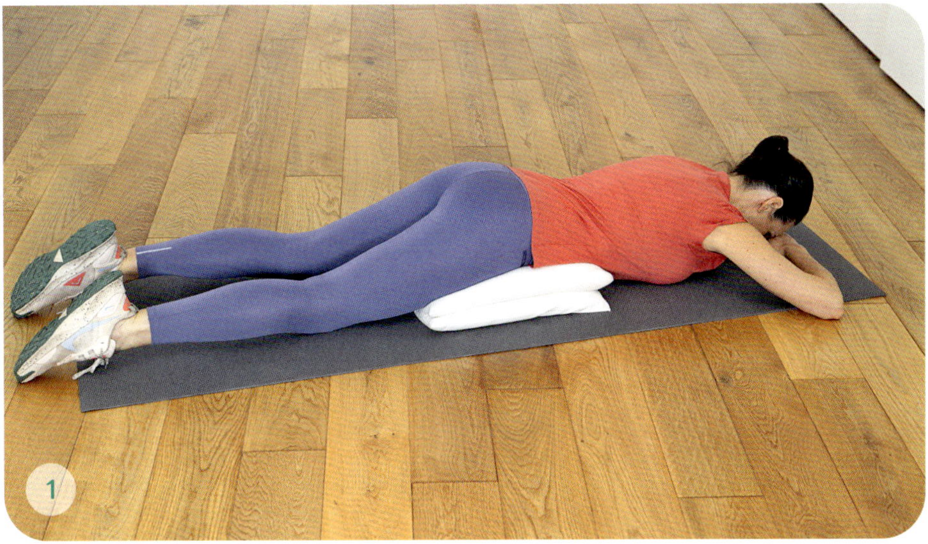
1

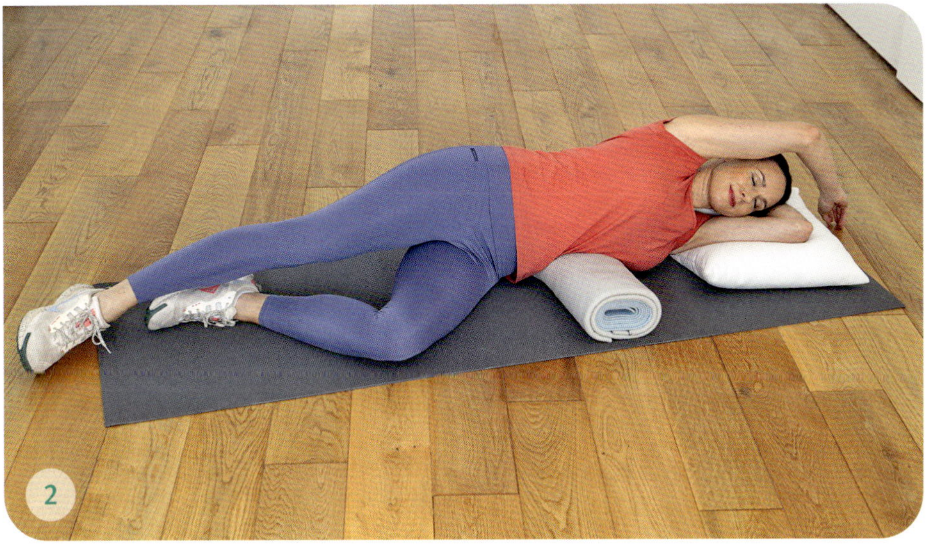
2

Dehnung und Weite für die Rumpfseiten und die Lungen

Legen Sie sich auf Ihre rechte Körperseite, wobei die rechte Rumpfseite mit einer großen Decke oder Fußrolle unterlagert ist. Schieben Sie dann das obere Bein mit der Ferse und den oberen Arm mit der Handfläche bewusst in die Weite. (1) Spüren Sie die Dehnung, die durch die Muskeln und Faszien der gesamten oberen Körperseite geht. Bleiben Sie 1–3 Minuten in dieser Dehnstellung und beobachten Sie den Atem in der gedehnten Seite.

Sie können bei dieser Übung auch den gestreckten Arm und das gestreckte Bein für 2 Atemzüge locker liegen lassen und dann aufs Neue auseinanderschieben. Den Atem in der Dehnstellung stets gelöst fließen lassen. Danach in Rückenlage nachspüren und beide Seiten vergleichen. Anschließend die andere Seite beüben.

Rumpfseiten und Lungenteile dehnen und weiten

Auch hier begeben Sie sich in Seitenlage, üben nun jedoch mit einem weichen Redondo- oder Pilatesball. Legen Sie sich auf die rechte Seite und unterlagern Sie den unteren Rippenbereich unterhalb der Achsel mit einem weichen Redondo- oder Pilatesball. Falls Sie keinen haben, können Sie auch eine feste Knierolle nehmen. Strecken Sei beide Beine und beide Arme in die Verlängerung des Körpers, wobei der Kopf auf dem unteren Arm ruht. (2) Lassen Sie die Dehnung sich durch den ganzen Körper ausbreiten und spüren Sie sie vor allem im Bereich oberhalb des Balls. Den Atem fließen lassen; 1–3 Minuten halten, dann nachspüren und wiederholen. Drehen Sie sich nach einigen Wiederholungen auf den Rücken und spüren Sie entspannt nach. Vergleichen Sie beide Seiten. Danach nach links drehen und die andere Seite beüben.

Variante: Legen Sie den Ball unter verschiedene Rippenabschnitte.

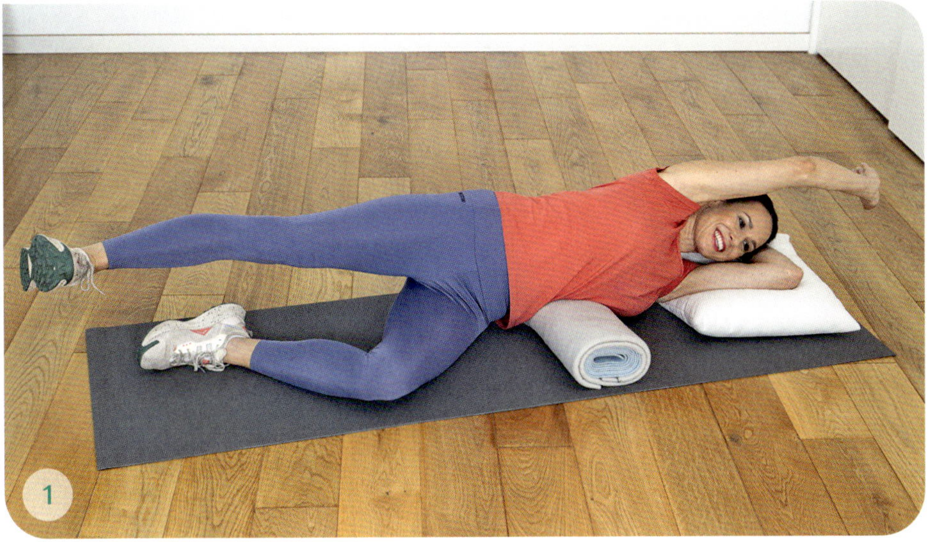
1

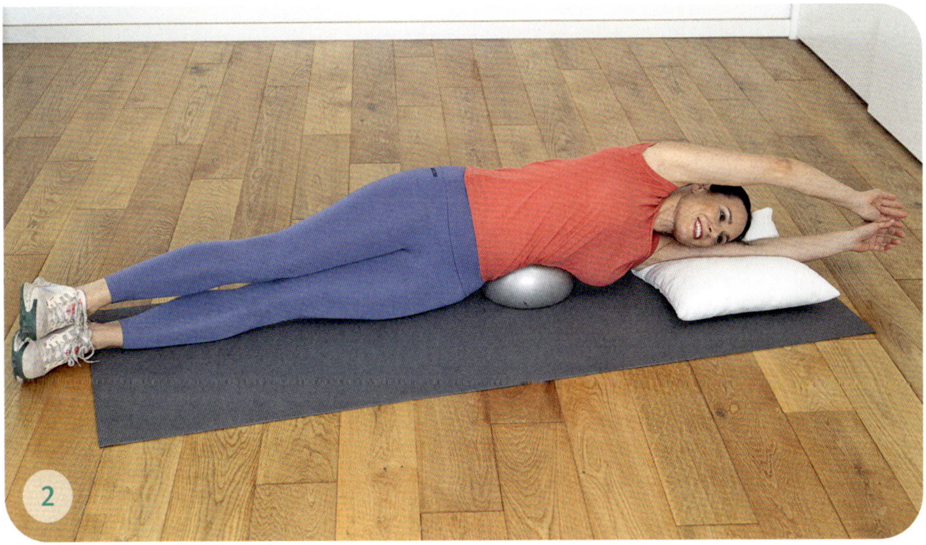
2

Brustkorb und Lungen weiten – mit Bewegung

Legen Sie sich in die Bauchlage und unterlagern Sie das Brustbein mit einem weichen Redondo- oder Pilatesball. Auch ein kleines festes Kissen wäre möglich. Legen Sie die Hände unter die Stirn, sodass Sie diese locker ablegen können. ❶ Lassen Sie den Atem gelöst zum Bauch hinabfließen und spüren Sie, wie er auch die Seiten und den oberen Rückenbereich beim Einatmen weitet. Lassen Sie beim langsamen und langen Ausatmen den ganzen Körper »in den Boden« und das Brustbein in den Ball sinken. Der Ball unter dem Brustbein verhilft zu einer längeren Ausatmung.

Variante: Noch besser ist diese Dehnungsübung, wenn Sie einen großen Pezziball zur Hand haben, sich hinter diesen knien und den Oberkörper darüberlegen können. Alternativ: Legen Sie sich über einen mit Decken gepolsterten Stuhl und lassen Sie die Arme vorne schwer nach unten hängen.

Brustkorb und Lungen dehnen und weiten

Legen Sich mit aufgestellten Beinen auf den Boden und legen Sie einen halb aufgeblasenen Redondoball oder eine zusammengerollte Handtuchrolle unter den oberen Rücken unter die Schulterblätter. Ihre Arme liegen bequem neben Ihnen. ❷ Lassen Sie den Atem natürlich fließen und lassen Sie mit jeder Ausatmung die Schultern tiefer und den Brustkorb mehr in den Ball (die Rolle) sinken. Genießen Sie die Dehnung in den oft verkürzten Bereichen (Brustmuskel) und beobachten Sie, wie Ihr Atem kommt und geht.

Variante: Strecken Sie beide Arme waagerecht zur Seite, heben Sie ausatmend den linken Arm an und legen Sie die linke Hand auf den rechten Oberarm oder noch besser den Ellenbogen. Auch der Kopf dreht mit. ❸ Erspüren Sie die Dehnung im linken Schultergürtelbereich und atmen Sie in dieser Position 2- bis 4-mal ein und aus. Drehen Sie sich dann zurück, spüren Sie nach und führen Sie die Übung zur anderen Seite aus.

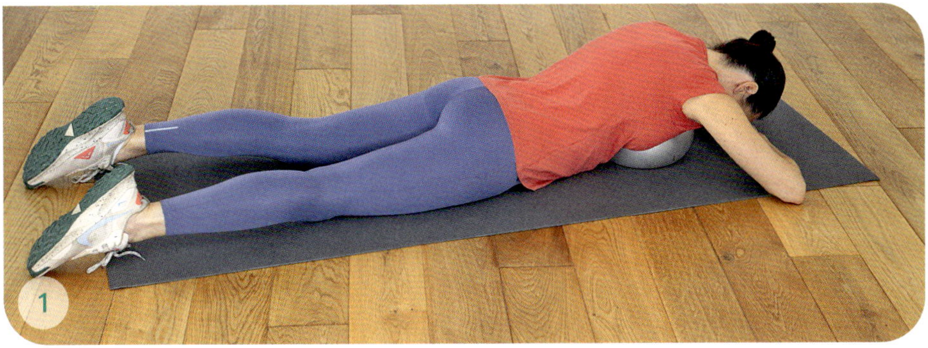
1

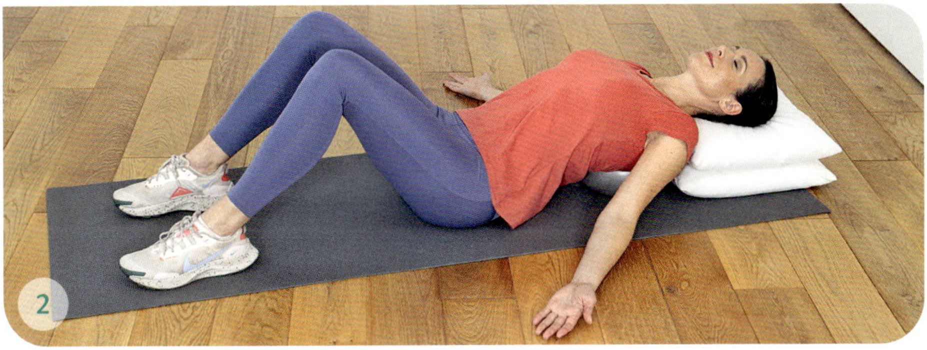
2

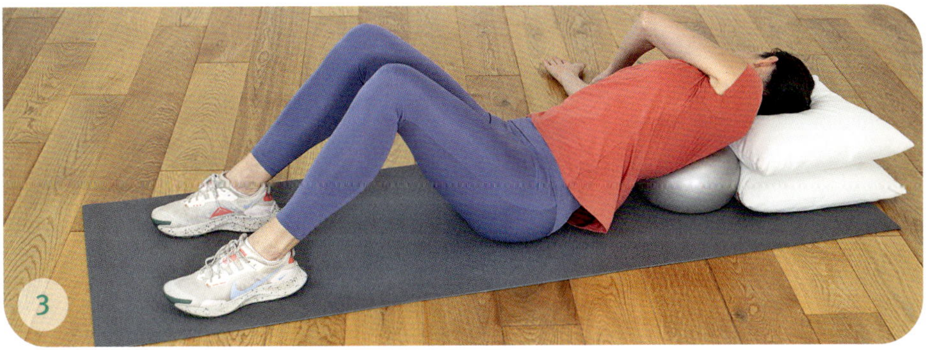
3

Dehnungs- und Mobilisations-Atemübungen

Atemtherapeuten sind sich einig: Dehnung und Mobilisation der Rumpfwände sind neben dem Zwerchfell-Training die beste Atemtherapie.

Dadurch werden die bisher minderbelüfteten Atemräume wieder durchpustet und mit Sauerstoff versorgt.

Dehnungsübungen im Allgemeinen machen Muskeln, Faszien, Sehnen und Bänder elastisch, geschmeidig und lassen Gelenke besser funktionieren. Eine elastische Muskulatur arbeitet effektiver und ökonomischer. Verhärtungen in den Muskeln und den Faszien verringern sich. Dadurch kommt eine bessere Durchblutung zustande.

Dehnungsübungen für einen »freien und natürlichen Atem« haben einen ganz besonderen Wert. Denn wie Sie schon gelesen haben, muss die Lunge den Brustkorbwänden folgen. Ein elastischer, beweglicher Brustkorb- und Flankenbereich ist die Voraussetzung, dass die Lunge gut und optimal arbeiten kann. Durch Dehnungsübungen können brach liegende Atemräume wieder genutzt werden. Dass Atemräume eine Zeit lang nicht genutzt wurden, kann an einer Krankheit gelegen haben, aber auch ganz einfach an unserem modernen Lebensstil.

Wir verbringen viel Zeit im Sitzen und bewegen uns immer weniger. Das meiste, was wir benötigen, liegt in Griffhöhe oder zumindest sehr nah. Infolge des Bewegungsmangels und der sitzenden Tätigkeit leidet auch unsere Haltung. Viele Menschen »sacken regelrecht zusammen«. Durch die vorgebeugte Haltung verkleinert sich auch der Raum zum Atmen. Die Rippen verfestigen sich in einer nach vorne gebeugten Haltung. Manche werden zusammengedrückt. Die Muskeln und Faszien zwischen den Rippen verhärten, verkleben und verspannen. Dadurch kann sich der Brustkorb nicht mehr frei heben und senken und schränkt die natürliche Atembewegung ein.

Das regelmäßige Dehnen und Mobilisieren der Rumpfwände, der Rippen und der Muskulatur rund um die Lunge und das bewusste Einnehmen einer aufrechten Haltung im Alltag ist nicht nur für die Lunge wichtig, sondern auch für die allgemeine Lebensqualität. Gedehnte Körperwände schmerzen weniger, fühlen sich besser an und schenken uns ein Gefühl von Freiheit und Lebendigkeit.

Integrieren Sie immer wieder eine Dehn- und Mobilisationsübung in Ihren Alltag und nehmen Sie sich hin und wieder 20–30 Minuten Zeit für ein kleines Atemübungsprogramm mit diesen Übungen. Tun Sie dadurch Ihrer Atmung und Ihrer Gesundheit etwas Gutes.

Zu den Dehnübungen: Atem ist wie Wasser. Er fließt automatisch dorthin, wo Raum und Weite ist. Er wird in gedehnte Räume gelockt. Und er fließt dorthin, wo Sie beispielsweise eine Hand aufliegen haben.

Dehnung und Mobilisation im Stehen

Dehnungsübungen im Stand können Sie an einer Wand, einem Stuhl oder auch in der Natur an einem Baum ausführen. Achten Sie darauf, dass Sie die Übungen aus einer aufrechten Position heraus machen.

Dehnungs- und Mobilisationsübungen sind wunderbare Übungen, um den Brustkorb, die Atemmuskeln und die Lunge elastisch zu erhalten bzw. Elastizität und Beweglichkeit zurückzugewinnen. Sie können in jeder Lage ausgeführt werden. Wichtig ist dabei die Kontinuität. Je öfter Sie solche Übungen wiederholen, umso schneller wird sich das Gewebe an die neue Elastizität gewöhnen.

Das Stehen bietet den Vorteil, dass Sie die Übungen fast überall ausführen können. Auch beim Spazierengehen oder zwischendurch im Garten. Eine Wand oder einen Baum finden Sie so gut wie überall, um damit die Balance bei manchen Übungen zu garantieren.

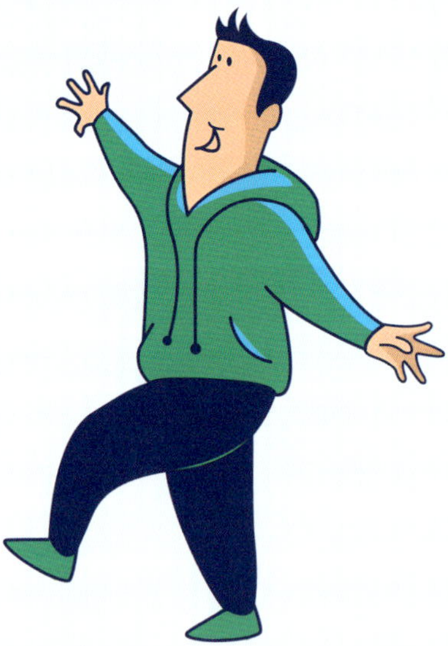

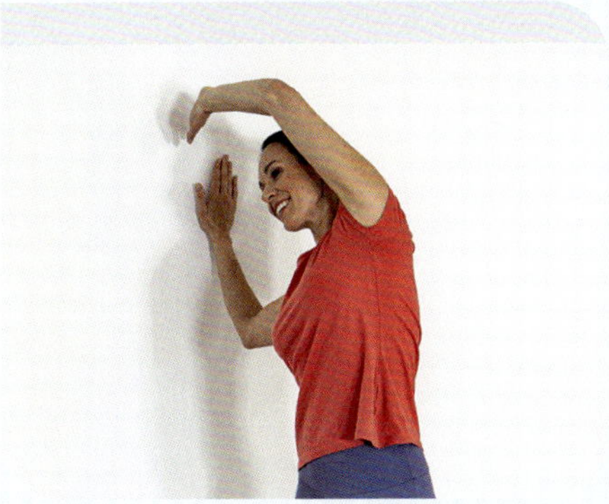

Intensive Flankendehnung (Seite 84)

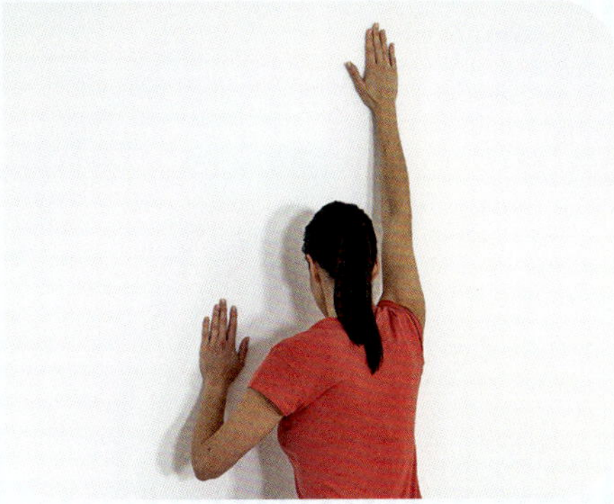

Brustkorb dehnen und Atem befreien (Seite 86)

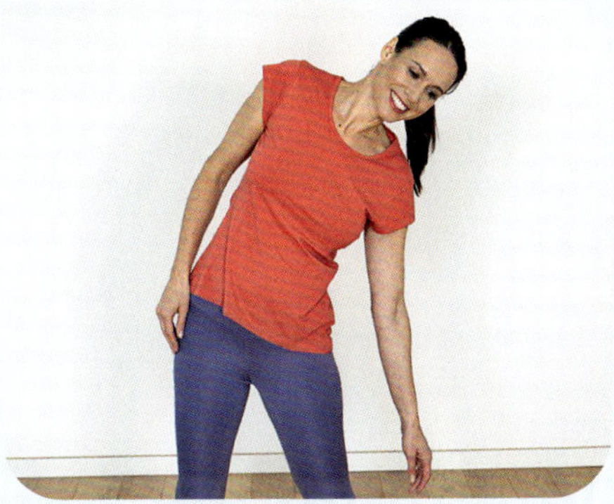

Rippen mobilisieren, dehnen und weiten (Seite 86)

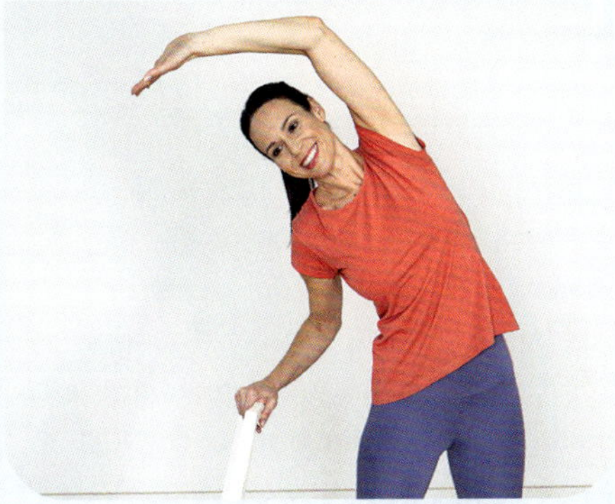

Flankendehnung mit Stuhl (Seite 88)

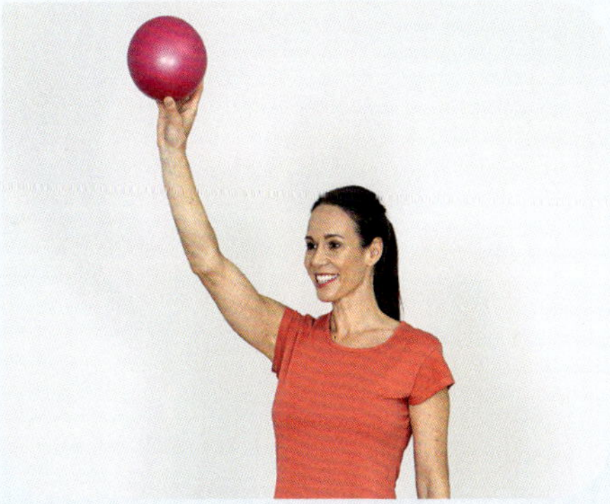

Rumpfmuskeln lockern und Ausatmung aktivieren (Seite 88)

Intensive Flankendehnung

Stellen Sie sich mit der rechten Seite eine Armlänge weit entfernt neben eine Wand. Legen Sie die rechte Hand an die Wand. Heben Sie dann den linken Arm über den Kopf und ziehen Sie ihn in Richtung Wand. Schieben Sie die Hüfte nach links, weg von der Wand und spüren Sie die Dehnung in der linken Seite. ❶
Bleiben Sie 5–8 Atemzüge in dieser Position. Können Sie wahrnehmen, wie der Atem vermehrt in die gedehnte Seite fließt? Atmen Sie langsam und gelöst durch die Nase ein und durch die Nase oder Lippenbremse aus.

Spüren Sie danach in einer aufrechten, gelösten Stellung nach und führen Sie die Übung dann zur anderen Seite aus.

Variante: Zur Intensivierung der Übung stellen Sie den linken Fuß hinter den rechten bzw. den äußeren Fuß hinter den innen stehenden. ❷

Variante 2: Führen Sie die gleiche Übung im freien Raum ohne Wand aus. Umfassen Sie dazu das rechte Handgelenk mit der linken Hand und ziehen Sie den rechten Arm nach links, während Sie die Taille nach außen schieben.

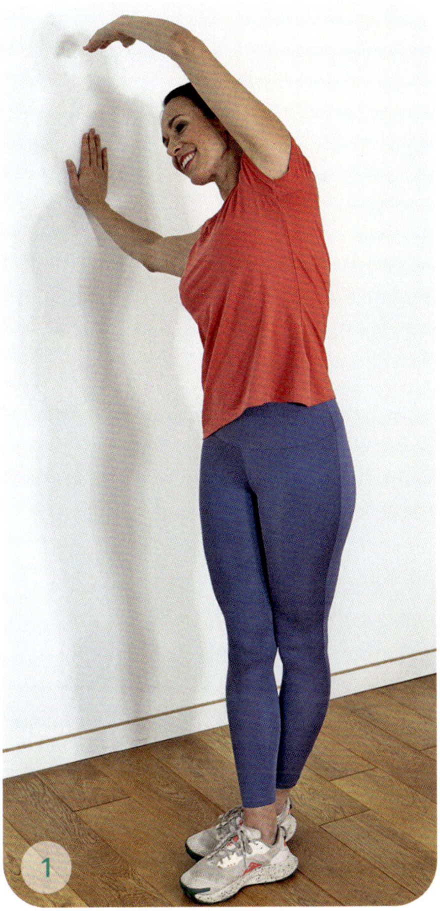
1

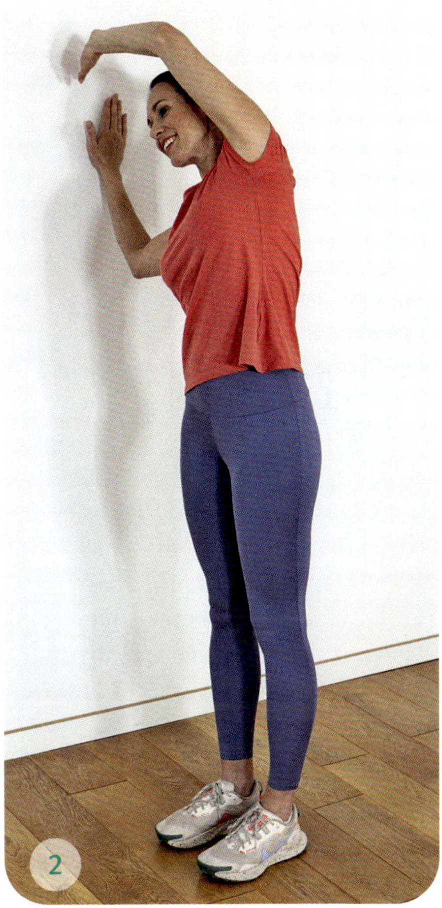
2

Brustkorb dehnen und Atem befreien

Stellen Sie sich eine Fußlänge vor eine Wand und legen Sie beide Hände in Schulterhöhe an die Wand. Die Ellenbogen sind etwas nach außen gebeugt. Schieben Sie nun den rechten Arm weit nach oben, als ob Sie mit den Fingerspitzen die Decke erreichen wollten. 1 Spüren Sie die Streckung in der rechten Seite und lassen Sie den Atem fließen. Bleiben Sie 5–8 Atemzüge in dieser Position und beobachten Sie Ihren Atem. Spüren Sie danach in einer gelösten aufrechten Haltung nach. Wie fühlt sich die gedehnte Seite jetzt an? Wie die andere? Dann die Seite wechseln.

Rippen mobilisieren, dehnen und weiten

Stellen Sie sich aufrecht mit etwas mehr als hüftbreit auseinandergestellten Füßen auf den Boden und lassen Sie die Arme seitlich schwer nach unten hängen. Lassen Sie den Atem einige Male natürlich kommen und gehen und atmen Sie dann durch die Nase ein. Beim langsamen Ausatmen durch den Mund schieben Sie die rechte Hand seitlich nach unten in Richtung Knie. 2 Wie lange können Sie dabei ausatmen? Bleiben Sie so lange, wie Sie ausatmen können, in der seitgebeugten Körperhaltung. Einatmend heben Sie den Oberkörper wieder in die Senkrechte. Führen Sie die Übung wechselseitig aus.

Variante: Noch intensiver wird diese Übung, wenn Sie den jeweils gegengleichen Arm über den Kopf nach oben und sogar zur gegengleichen Seite führen. Während Sie also den rechten Arm nach unten in Richtung Knie schieben, schiebt die linke Hand entweder zur Decke hoch oder über dem Kopf weit nach rechts. 3

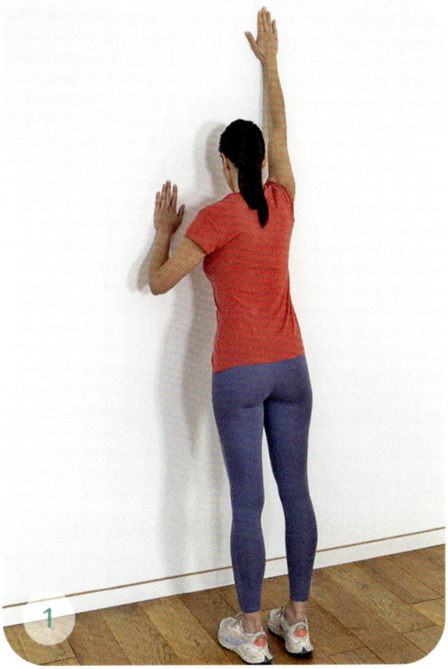
1

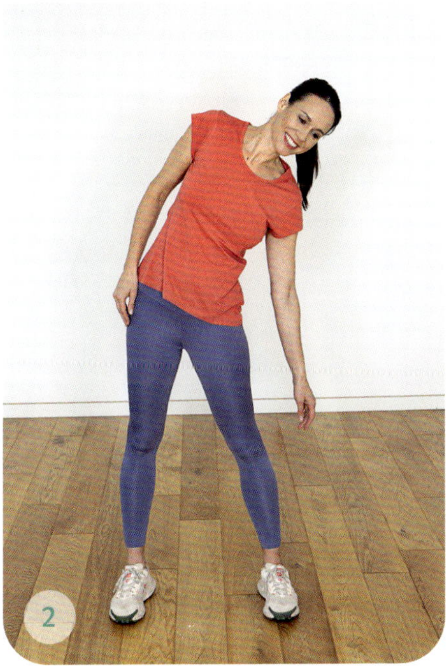
2

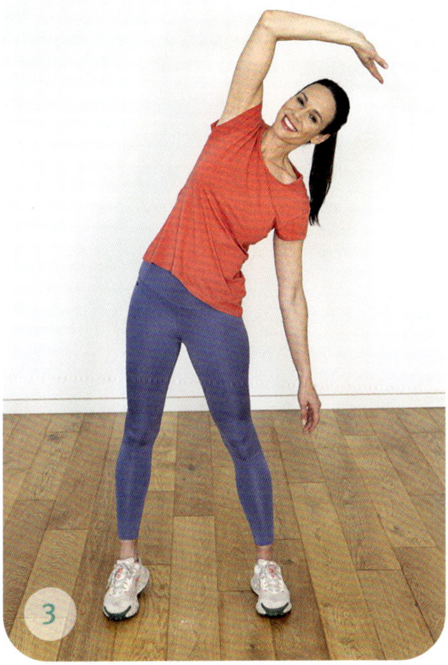
3

Flankendehnung mit Stuhl

Stellen Sie sich aufrecht mit der linken Seite neben einen Stuhl mit Lehne und legen Sie die linke Hand auf die Lehne. Der linke Arm darf etwas gebeugt sein. Der rechte Arm hängt zunächst locker nach unten. Atmen Sie in der aufrechten Haltung ein und heben Sie dann ausatmend den rechten Arm nach oben und strecken ihn über den Kopf zur rechten Seite. Dabei schiebt die rechte Handfläche in die Weite. ❶ Atmen Sie in dieser Dehnposition ein und erspüren die rechte Seite. Danach ausatmend den Arm wieder zurückführen und in die aufrechte Körperstellung kommen. 4- bis 6-mal wiederholen. Danach umdrehen und die Übung zur anderen Seite ausführen.

Variante: Halten Sie in der Dehnstellung 4–6 Atemzüge und beobachten Sie dabei den Atem in der gedehnten Körperseite.

Rumpfmuskeln lockern und Ausatmung aktivieren

Stellen Sie sich aufrecht auf den Boden und nehmen Sie einen Redondo- oder Pilatesball in die rechte Hand. Es kann auch ein anderer leichter Ball oder ein kleines Kissen sein. Heben Sie dann den rechten Arm mit dem (weichen) Ball in der Hand weit nach oben und atmen Sie dabei ein. Dann ausatmend den Arm senken und den Ball locker vor und zurückschwingen. Dabei in den Knien gelöst mitfedern. ❷ Atmen Sie langsam, fließend und weich aus. Dann den Arm mit dem Ball wieder anheben und einatmen. 6- bis 10-mal wiederholen. Danach die Seite wechseln. Können Sie wahrnehmen, wie das lockere Schwingen auf die Ausatmung entspannend und lösend wirkt?

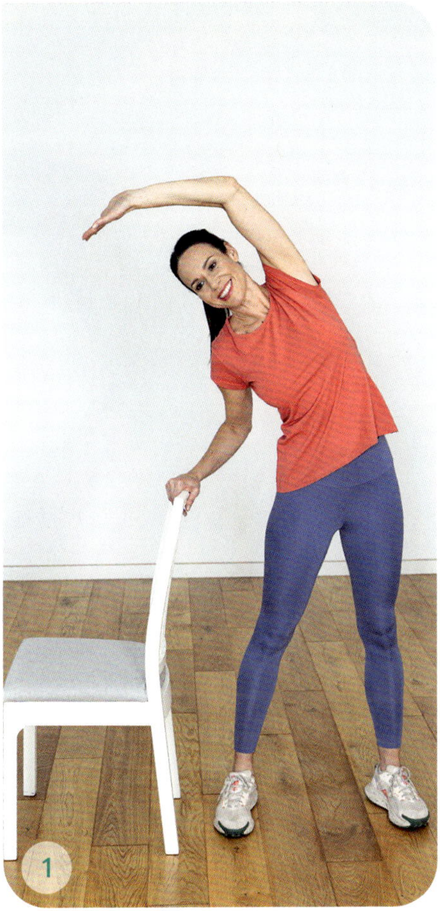
1

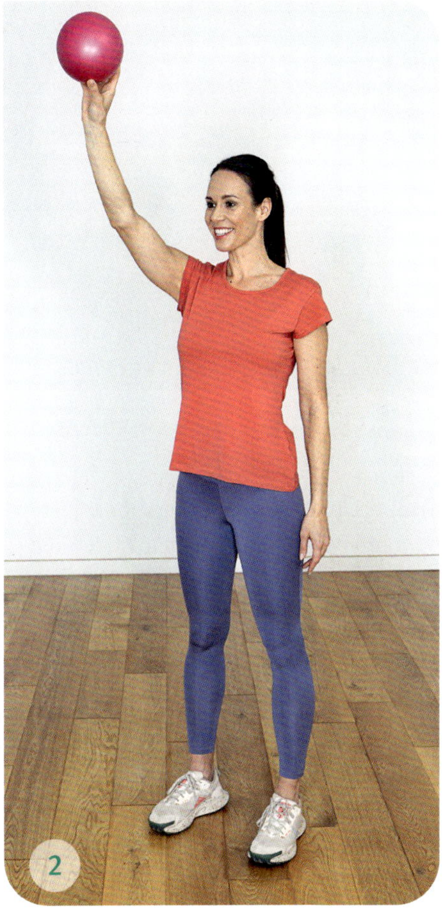
2

Dehnung und Mobilisation im Sitzen

Sitzen Sie im Alltag viel? Dann können Sie diese Übungen gewinnbringend so oft wie möglich ausführen. Denn auch im Sitzen können Sie die Rumpfwände dehnen und die Rippengelenke mobilisieren.

Auf Grund von erschwerter Atmung oder Atemnot schränken viele Menschen zusätzlich ihre körperliche Aktivität ein. Bewegungsmangel führt zu mehr Unbeweglichkeit und Verhärtungen im Faszien- und Muskelgewebe. Jedoch sind Dehnung und Mobilisation auch dann sehr wichtig, wenn es gerade schwer fällt, sich zu bewegen. Deshalb zeige ich Ihnen anbei sehr gute Übungen, die Sie (einfach) im Sitzen ausführen können.

Achten Sie darauf, dass Sie immer aus einer aufrechten Haltung heraus beginnen. Die Schultern befinden sich über den Hüftgelenken und fallen nicht nach vorne. Der Kopf thront auf der Wirbelsäule, als ob Sie ein Buch balancieren würden.

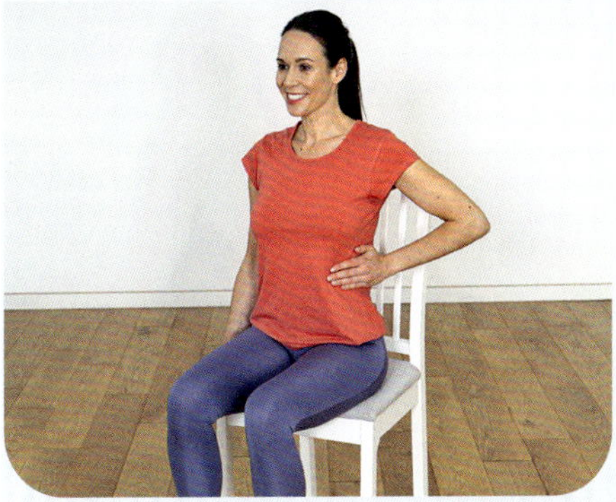

Rumpfseite dehnen und Ausatemhilfe auf gegenüberliegender Seite (Seite 92)

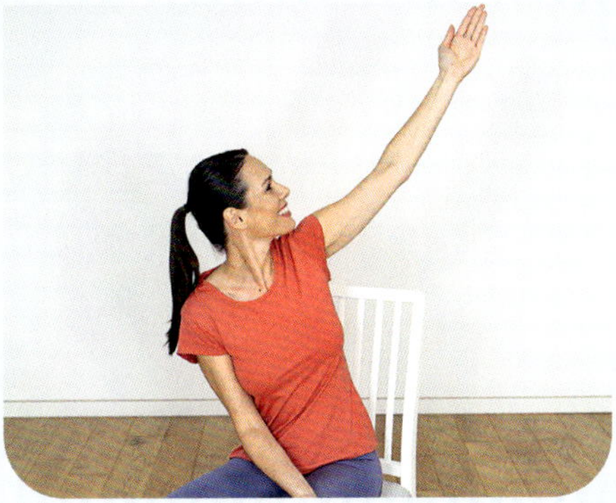

Rumpfdrehung zur Seite (Seite 94)

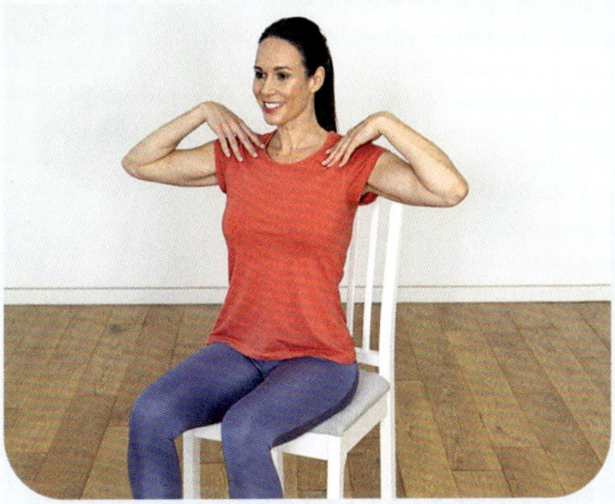

Rippenblockaden lösen und Atem vertiefen (Seite 94)

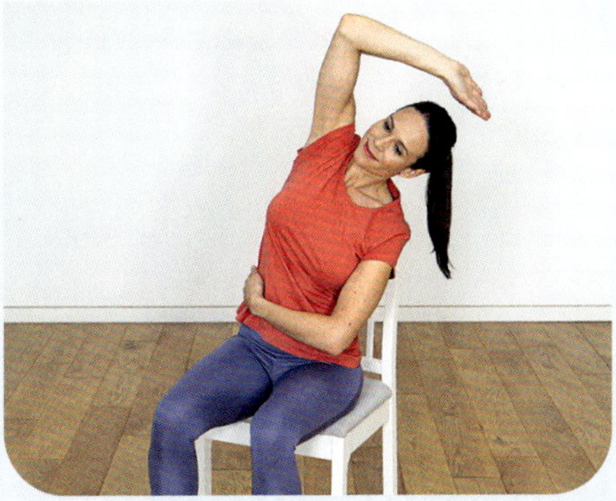

Rippen auffächern und Flankenatmung erfühlen (Seite 96)

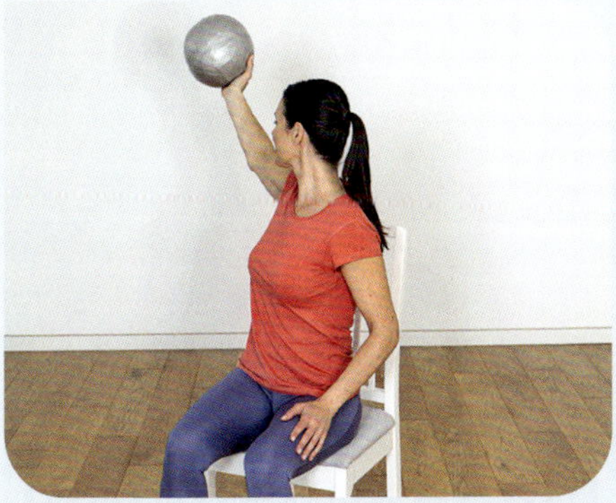

Rippen und Drehmuskeln lösen und Ausatmung verbessern (Seite 96)

Rumpfseite dehnen und Ausatemhilfe auf gegenüberliegender Seite

Diese Übung wirkt doppelt. Sie dehnt nicht nur die eine Rumpfseite mitsamt der Rippen und Zwischenrippenmuskeln, sondern bewirkt gleichzeitig auch eine verstärkte Ausatmung auf der gegenüberliegenden Seite.

Setzen Sie sich aufrecht auf einen Stuhl. Stemmen Sie Ihre linke Hand in Ihre linke Rumpfseite gegen die Rippen. Strecken Sie dann den rechten Arm über den Kopf und schieben Sie die rechte Handfläche nach links, als ob Sie dort die Luft wegschieben wollten. ❶ Lassen Sie jetzt den Atem kommen und gehen und verharren Sie 4–6 Atemzüge in dieser Position. Stellen Sie sich beim Einatmen vor, wie die Rippen auf der gedehnten Seite auseinanderfächern. Anspannungen lösen sich in den Muskeln und Faszien. Mit jeder Einatmung schieben Sie die rechte Hand noch etwas weiter nach links und drücken mit der linken Hand die linke Rumpfseite mehr zusammen. ❷ Beim Ausatmen halten Sie sozusagen die neue Position. Beachten Sie auch bei dieser Übung die lange Ausatmung.

Nehmen Sie sich nach 4–6 Atemzügen ausreichend Zeit zum gelösten, entspannten Nachspüren. Vergleichen Sie beide Seiten. Dann die andere Seite beüben.

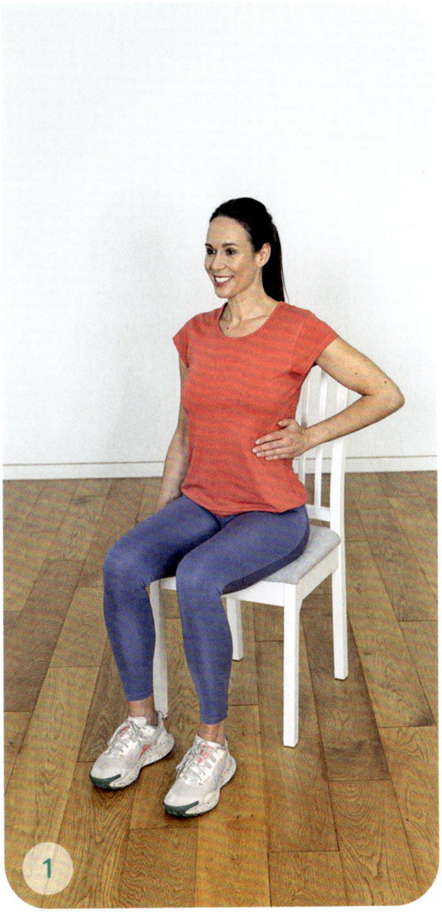
1

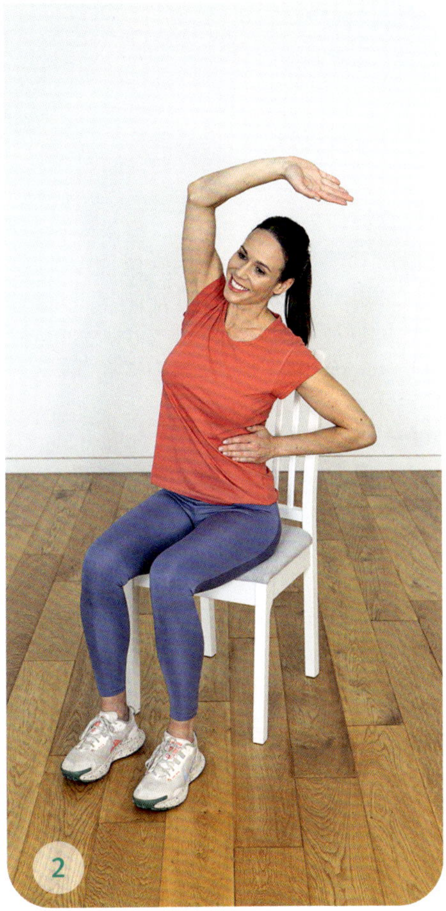
2

Rumpfdrehung zur Seite

Setzen Sie sich auf das vordere Drittel eines Stuhls. Der Rücken ist gerade. Beugen Sie sich dann mit geradem Rücken etwas vor und legen Sie beide Hände an die Außenseite des linken Knies; die rechte Hand mit dem Handrücken. Heben Sie dann einatmend den linken Arm nach hinten oben an, indem Sie den Oberkörper mitdrehen und der Hand nachschauen. ❶ Lassen Sie dann den Atem gelöst und langsam ausströmen, während Sie den Arm langsam in die Ausgangsposition zurückführen. 4- bis 8-mal wiederholen. Nehmen Sie sich anschließend etwas Zeit zum Nachspüren. Vergleichen Sie die rechte und linke Seite miteinander. Dann zur anderen Seite üben.

Variante: Bleiben Sie 4–6 Atemzüge in der Dehnungshaltung und führen Sie dann den Arm zurück. In aufrechter Haltung ruhig nachspüren. Dann die andere Seite.

Rippenblockaden lösen und Atem vertiefen

Setzen Sie sich aufrecht auf das vordere Drittel eines Stuhls und legen Sie die Hände auf die Schultern, sodass die Ellenbogen in Schulterhöhe zur Seite zeigen. Atmen Sie durch die Nase ein, dann langsam durch die Lippenbremse aus und drehen Sie dabei den Oberkörper ein wenig hin und her. Die Bewegung orientiert sich an Ihrem Atem. Nach der langen Ausatmung kommen Sie zur Mitte zurück und lassen den Atem wieder durch die Nase einströmen. Ausatmend den Oberkörper wieder abwechselnd in kleinen Bewegungen nach rechts/links drehen. ❷

Variante: Sie können diese Drehbewegung ganz klein machen, aber auch ganz groß. Variieren Sie mit dieser Bewegung, mit der Sie Verhärtungen zwischen den Rippen lösen können. ❸

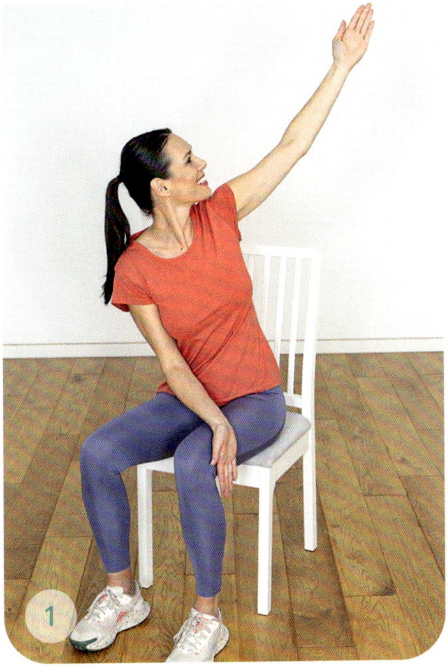

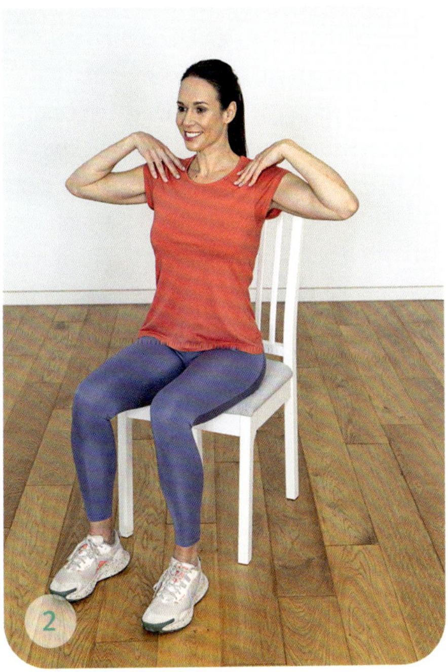

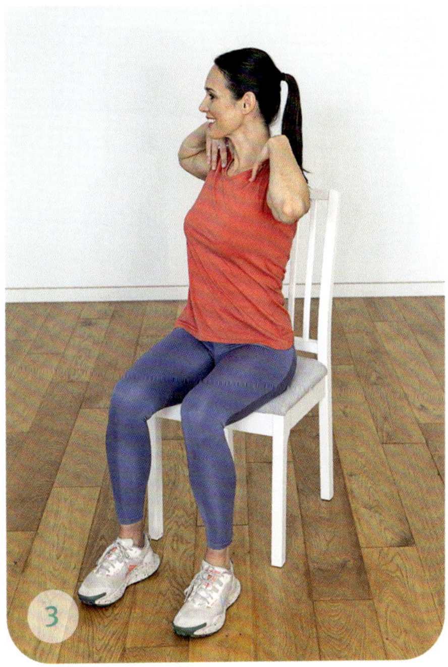

Rippen auffächern und Flankenatmung erfühlen

Setzen Sie sich aufrecht auf einen Stuhl und atmen Sie einige Male natürlich ein und aus. Heben Sie dann einatmend den linken Arm nach oben und schieben Sie die linke Handfläche über den Kopf hinweg nach rechts – als ob Sie die Luft wegdrücken wollten. Legen Sie gleichzeitig die rechte Hand an die unteren Rippen der linken Brustkorbseite. ❶ Atmen Sie in dieser Position langsam aus. Bleiben Sie 4–6 Atemzüge in dieser Dehnhaltung und erfühlen Sie mit dem rechten Arm das Weit- und Engerwerden der Rippen beim Ein- und Ausatmen. Spüren Sie danach in der aufrechten Sitzposition nach und legen Sie die Hände bequem auf dem Schoß ab. Danach zur anderen Seite ausführen.

Variante: Legen Sie die Hand auf den seitlichen Rippen auch etwas höher.

Rippen und Drehmuskeln lösen und Ausatmung verbessern

Setzen Sie sich aufrecht auf das vordere Drittel eines Stuhls und nehmen Sie einen Redondoball (oder einen anderen Ball, den man gut halten kann; evtl. auch ein kleines Kissen) in die rechte Hand. Lassen Sie die linke Hand bequem auf dem linken Oberschenkel liegen, während Sie den rechten Arm mit leicht angewinkeltem Ellenbogen mit dem Ball in der Hand einatmend nach rechts hinten führen. Drehen Sie den Oberkörper mit und schauen Sie dem Ball hinterher. ❷ Danach drehen Sie ausatmend den Oberkörper zurück und halten den Ball zwischen beiden Handflächen weich vor dem Oberkörper. Beim weiteren Ausatmen den Ball mit beiden Handflächen in kleinen Bewegungen zusammendrücken. ❸
4- bis 6-mal wiederholen, danach die Übung zur anderen Seite ausführen.

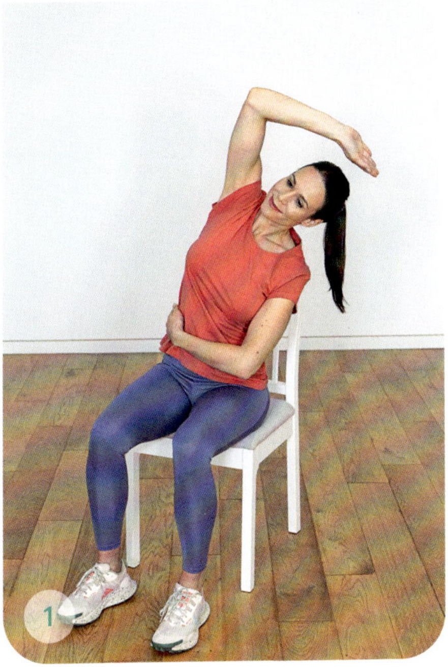
1

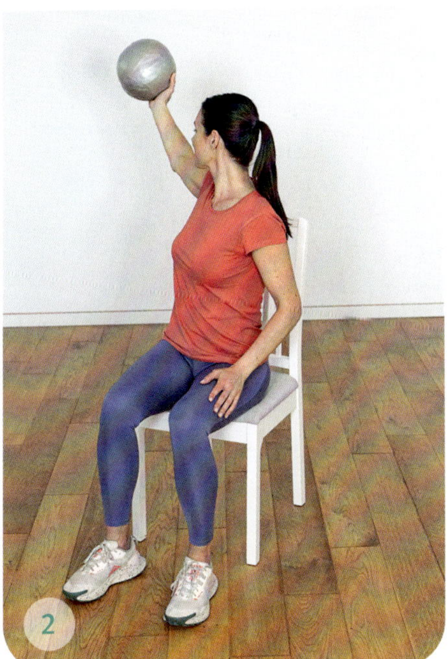
2

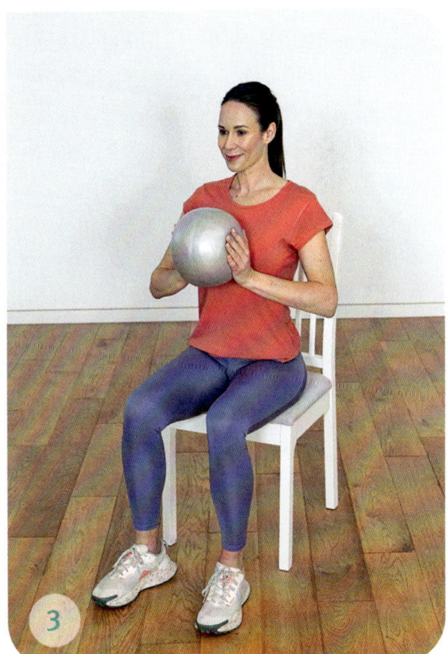
3

Dehnung und Mobilisation im Vierfüßler

Durch den gestützten Rücken sind diese Übungen auch bei Rückenproblemen vorteilhaft. In diesem Übungsprogramm geht es vor allem um Dehnungs- und Mobilisationsübungen für den Rumpf, die Körperwände und um viel Platz für die Lunge.

Übungen im Vierfüßlerstand oder der Bankstellung haben den Vorteil, dass der Rücken auf vier »Pfeilern« abgestützt ist. Die Knie stehen unter den Hüftgelenken, die Hände unter den Schultergelenken. Aus dem Vierfüßlerstand kommen Sie auch leicht in die sogenannte Rutschhalte (Seite 102), bei der Sie mit den Händen so weit nach vorne rutschen, bis Arme und Wirbelsäule eine Gerade bilden. In dieser Position können Sie die Brustmuskeln gut dehnen. Außerdem werden verklebte Faszien gelockert.

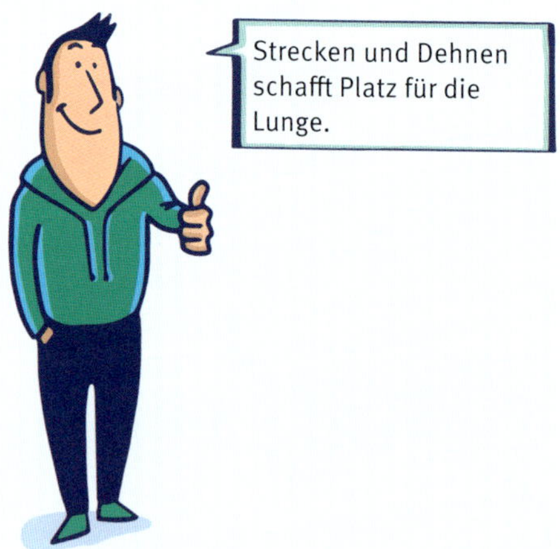

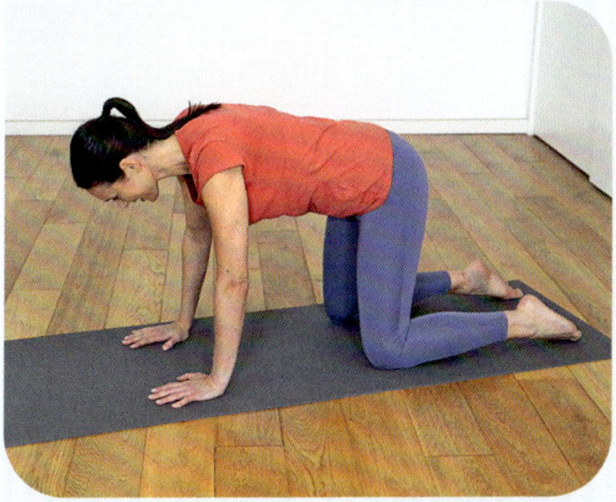

Bauch- und Rückenatmung, Wirbelsäule mobilisieren (Seite 100)

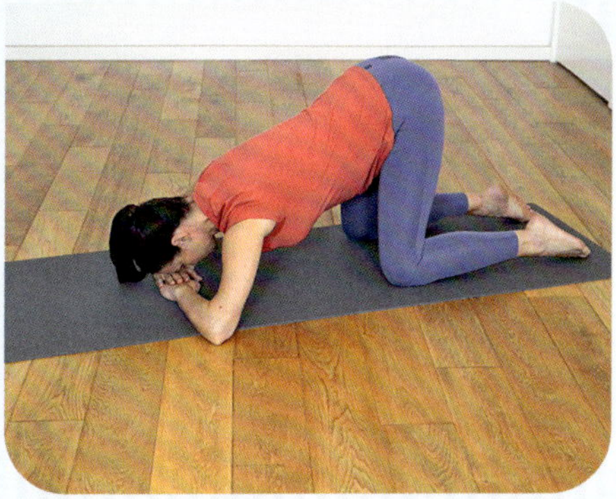

Zwerchfell kräftigen, Rücken dehnen, hintere Lungenteile belüften (Seite 102)

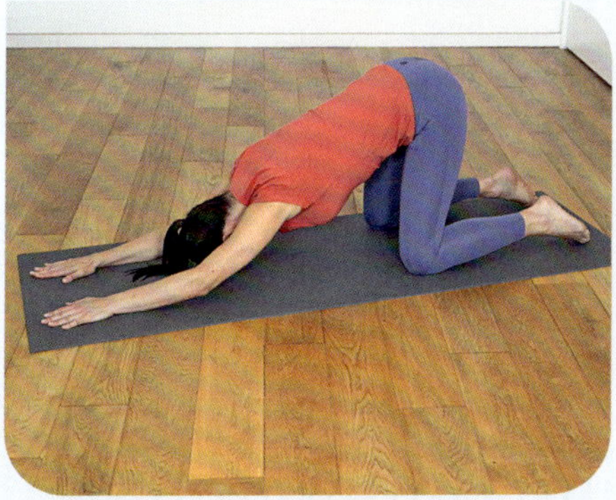

Rutschhalte – Superdehnung für den gesamten Brustkorb (Seite 102)

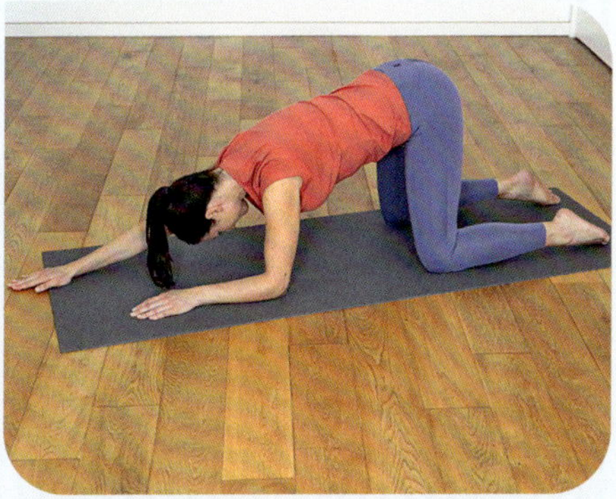

Rutschhalte nach vorne – mit und ohne Ball (Seite 104)

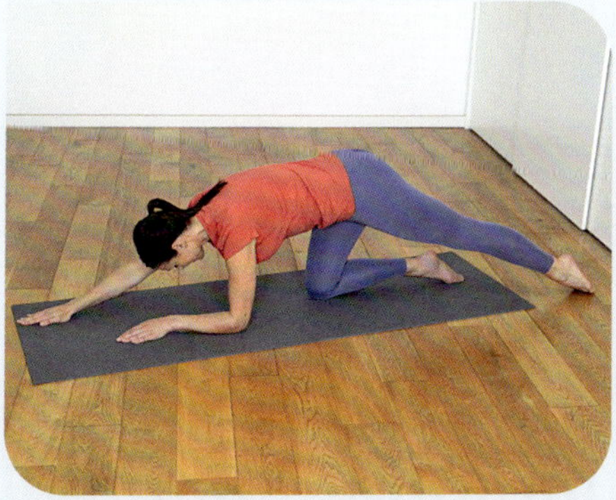

Körper dehnen und Atem vertiefen (Seite 104)

Bauch- und Rückenatmung, Wirbelsäule mobilisieren

Sie befinden sich im Vierfüßlerstand, der Rücken ist gerade und befindet sich in einer Linie zum Hinterkopf. ❶ Lassen Sie den Atem 2–4 Atemzüge gelöst kommen und gehen und beobachten Sie, wo im Körper Sie die Atembewegung wahrnehmen können. Nehmen Sie die Bewegung im Bauchbereich wahr. Werden Bauch- und Lendenbereich und die Flanken beim Einatmen weit und schwingen sie beim Ausatmen wieder zurück?

Machen Sie nun einen Katzenbuckel, ziehen das Kinn in Richtung Brustbein und beobachten Sie den Atem in Ihrem Rücken. ❷ Dehnt sich dieser beim Einatmen noch mehr aus und wird beim Ausatmen wieder enger? Beobachten Sie Ihren Atem 4–6 Atemzüge lang. Halten Sie dabei die Rundung im Rücken. Können Sie den Atem auch in den Flanken spüren?

Variante: Atmung und Bewegung kombinieren: Atmen Sie in der Ausgangsstellung, wenn der Rücken gerade ist, durch die Nase ein. Dann langsam durch die Lippenbremse ausatmen und den Rücken dabei runden, das Kinn zum Brustbein ziehen. 4- bis 8-mal wiederholen.

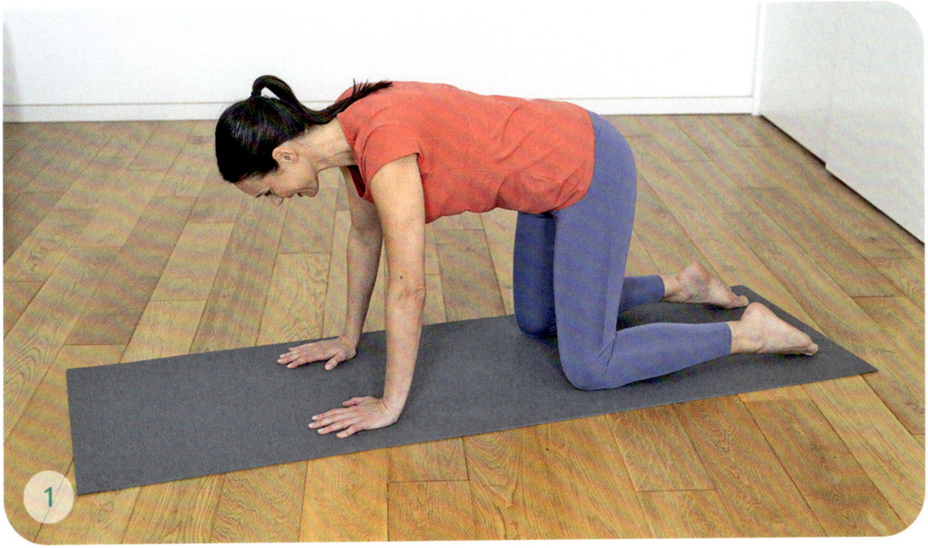
1

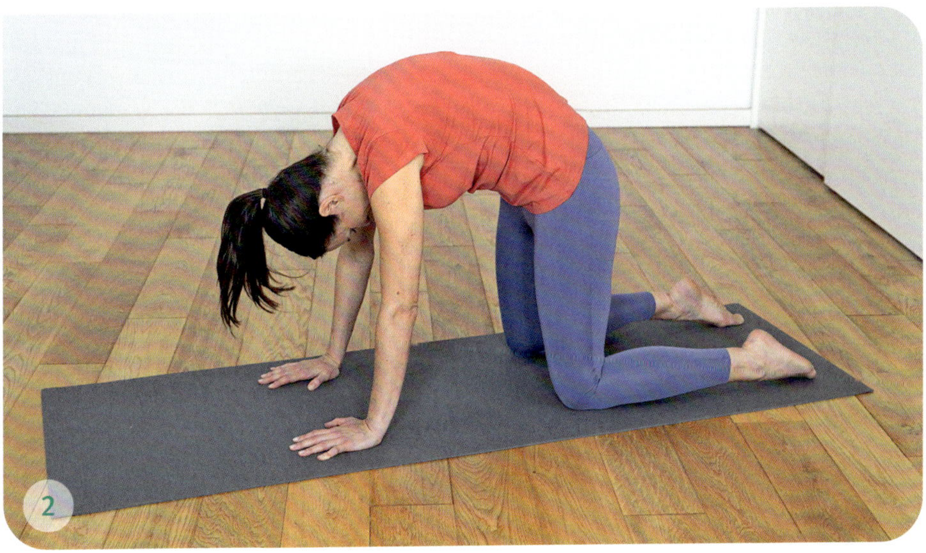
2

Zwerchfell kräftigen, Rücken dehnen, hintere Lungenteile belüften

Legen Sie aus dem Vierfüßlerstand die Unterarme vor sich ab und legen Sie die Hände übereinander. Ziehen Sie das Kinn leicht zur Brust und lassen Sie die Stirn auf den Händen ruhen. ❶ Dies ist eine wunderbare Entspannungsposition, da die Rückenmuskeln gedehnt werden und entspannen können. Gleichzeitig fließt der Atem in die hinteren Lungenteile. Das Zwerchfell wird in dieser Position gekräftigt, da es die Bauchanteile nach oben verdrängen muss. Lassen Sie den Atem 10–30 Sekunden oder länger gelöst fließen und genießen Sie diese Entspannungsposition. Lassen Sie, wie immer, der Ausatmung genug Zeit, sodass die Lunge mit der Einatmung mit viel frischem Sauerstoff versorgt werden kann.

Rutschhalte – Superdehnung für den gesamten Brustkorb

Diese Übung ist eine der besten Übungen zur Dehnung der Muskeln, die gleichzeitig die Faszien im Brustkorbbereich geschmeidig macht und dem gesamten Rücken guttut. Infolge der häufig vorgebeugten Haltung sind solche Dehnungsübungen sehr wertvoll. Verkürzte Muskeln werden gedehnt, der Atem kann sich leichter in jeden Winkel der Lunge ausbreiten und wird intensiviert.

Schieben Sie aus dem Vierfüßlerstand beide Hände weit nach vorne in die sogenannte Rutschalte. Dabei bildet der Rücken mit dem Hinterkopf eine Linie. Der Kopf befindet sich zwischen den Armen und das Kinn zeigt leicht zur Brust. Legen Sie die obere Stirn (etwa am Haaransatz) bequem auf der Matte oder auf ein zusammengefaltetes oder -gerolltes Handtuch ab. ❷ Halten Sie diese Position 10–30 Sekunden oder so lange, wie es Ihnen angenehm ist und lassen Sie den Atem natürlich fließen. Wo können Sie ihn vermehrt spüren?

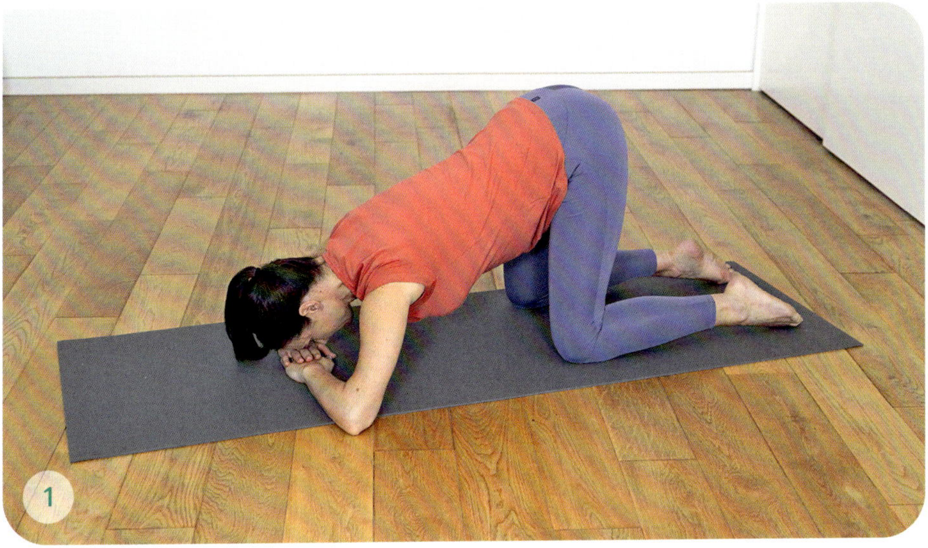

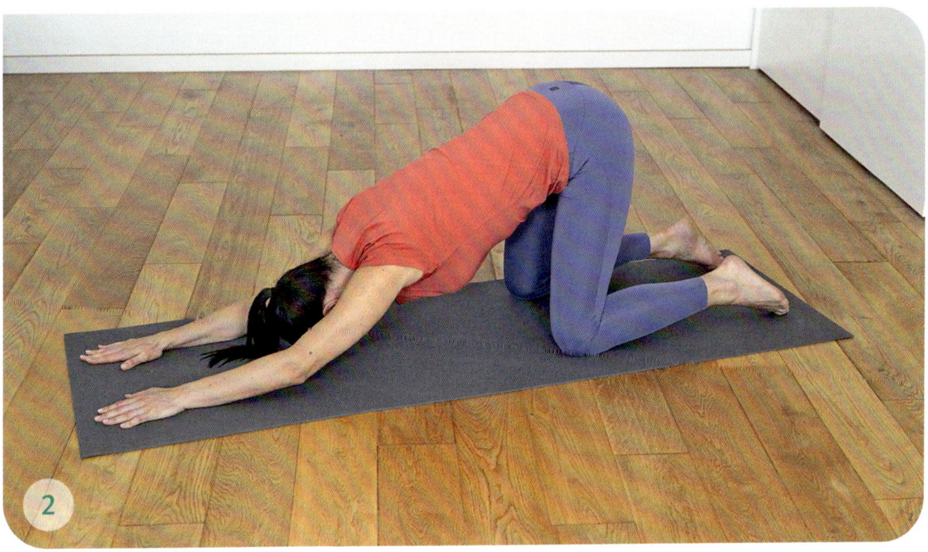

Rutschhalte nach vorne – mit und ohne Ball

Begeben Sie sich in den Vierfüßlerstand und legen Sie die Unterarme ab. Die Ellenbogen befinden sich unter den Schultern und die Unterarme zeigen nach vorne. Schieben Sie aus dieser Position heraus den rechten Arm weit nach vorne und verharren Sie 10–30 Sekunden in dieser Position. ❶ Lassen Sie den Atem gelöst fließen und beobachten Sie ihn im Zwerchfellbereich und in der rechten gedehnten Rumpfseite. Kommen Sie dann zurück in den Unterarmstütz und spüren Sie nach. Beide Seiten vergleichen. Dann die Dehnung mit dem linken Arm ausführen.

Variante: Führen Sie diese Übung mit einem Ball (z. B. Redondo- oder Pilatesball) aus, indem Sie den Ball möglichst weit nach vorne rollen. ❷ Nehmen Sie die Dehnung bewusst wahr. Nach dem Zurückrollen nachspüren; danach die andere Seite beüben.

Körper dehnen und Atem vertiefen

Begeben Sie sich in den Vierfüßlerstand und legen Sie die Unterarme ab. Die Ellenbogen befinden sich unter den Schultern und die Unterarme zeigen nach vorne. Schieben Sie aus dieser Position heraus den rechten Arm weit nach vorne und das linke Bein nach hinten. Die Zehen berühren den Boden. Schieben Sie bewusst Arm und Bein auseinander und erspüren Sie die Dehnung, die durch den ganzen Körper geht. ❸ Lassen Sie den Atem 10–30 Sekunden oder länger gelöst fließen und erspüren Sie ihn im Zwerchfell- und Rumpfbereich.

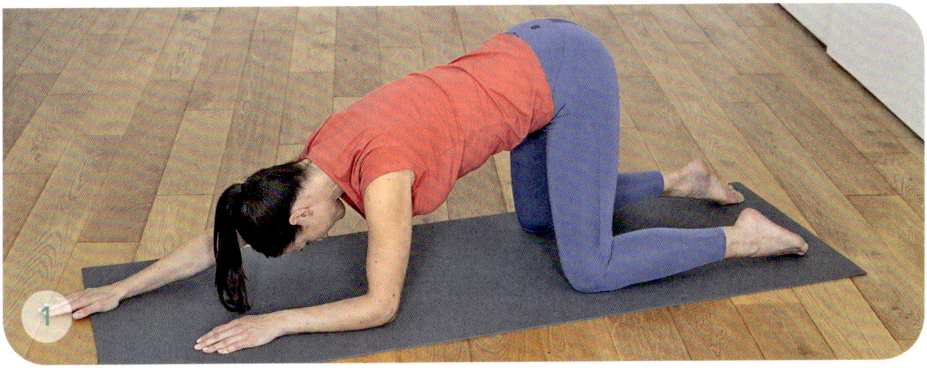
1

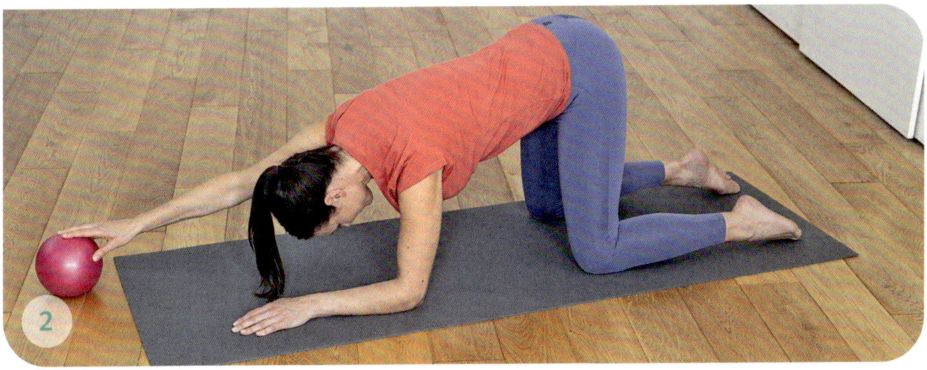
2

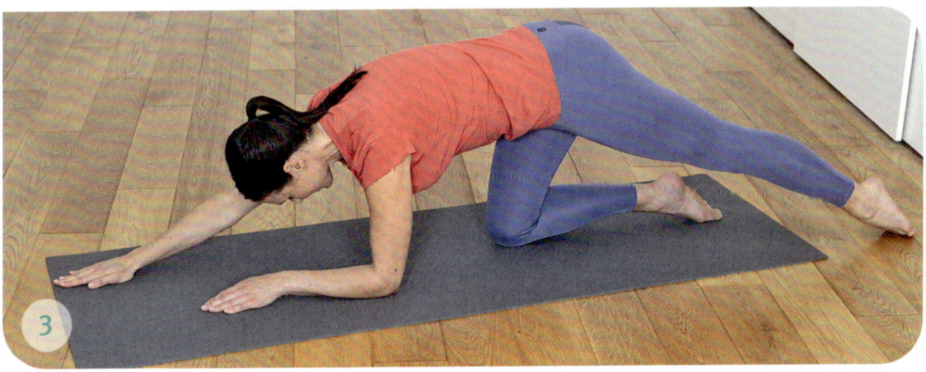
3

Dehnung und Mobilisation in Rücken- und Seitlage

Die Rücken- und auch die Seitlage werden von vielen Menschen als bequem empfunden. Sie können das Körpergewicht an den Boden abgeben, sich ganz auf die Übung konzentrieren und sich so ganz auf die jeweilige Dehnungsübung konzentrieren.

In Rückenlage können Sie besonders entspannt üben. Der Körper ist mit keiner Haltearbeit beschäftigt. Die Muskeln sind entspannt und Sie können sich ganz auf die Dehnung und Ihren Atem konzentrieren.

Die Übungen in Rückenlage können Sie teilweise sogar im Bett ausführen und natürlich in kleinen Mittagspausen auf einer Matte auf dem Boden oder im Garten.

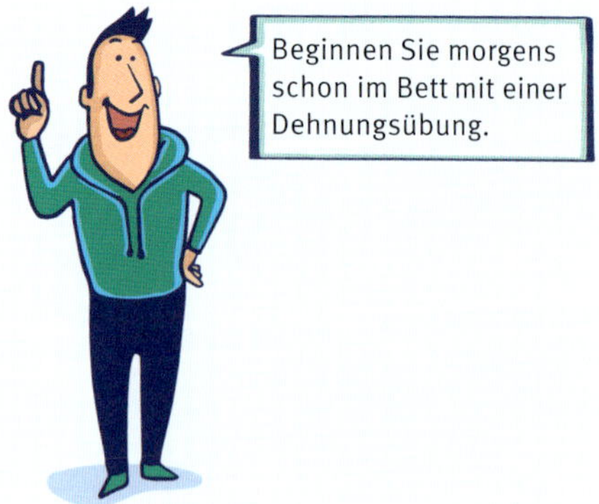

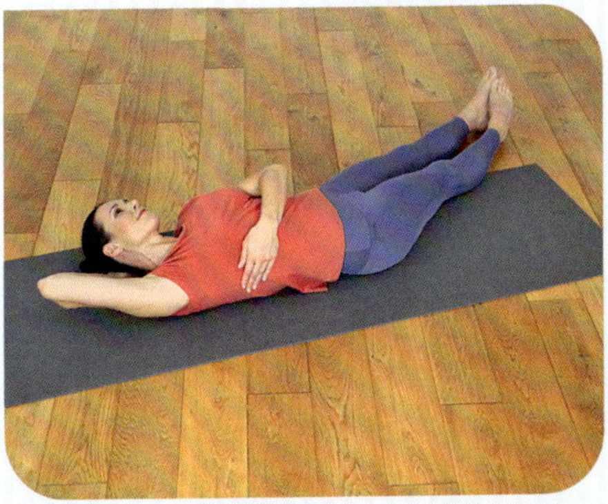

Rippen und Flanken dehnen, Belüftung aller Lungenteile (Seite 108)

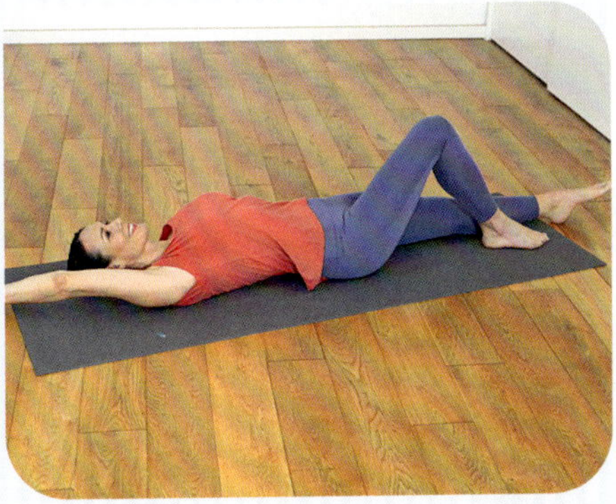

Lunge weiten und Ausatmung verlängern (Seite 108)

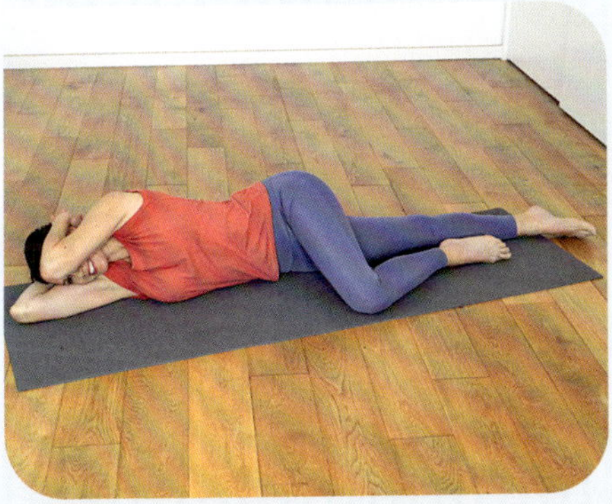

Rippen- und Flanken dehnen aus Seitenlage, Atem vertiefen (Seite 110)

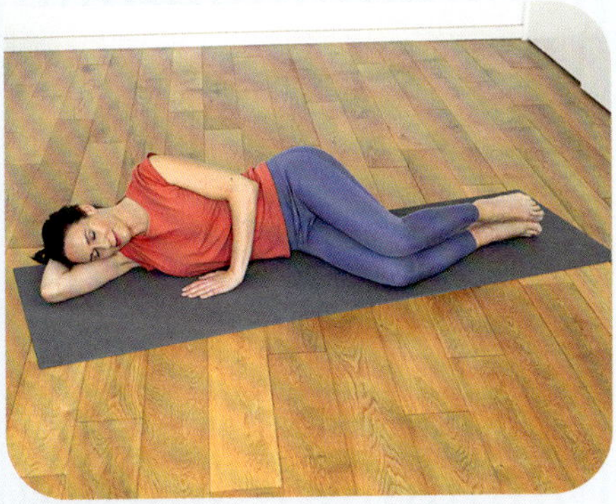

Flankenatmung forcieren und Ausatmung verlängern (Seite 112)

Rippen und Flanken dehnen, Belüftung aller Lungenteile

Legen Sie sich auf den Rücken und strecken Sie die Beine aus. Legen Sie die rechte Hand bequem unter den Kopf und den linken Arm neben den Körper. Lassen Sie dann ein Bein nach dem anderen in kleinen Schritten nach links zur Seite wandern, wobei das Becken liegen bleibt. Während die linke Hand in Richtung Knie rutscht, neigen Sie den Oberkörper auch etwas nach links, wodurch die Dehnung in der rechten Rumpfseite etwas intensiviert wird. Die Schultern bleiben auf dem Boden liegen. ❶ Bleiben Sie in dieser sogenannten Halbmondlage 2–6 Atemzüge liegen und nehmen Sie die Dehnung in der rechten Seite und den Atem bewusst wahr. Rutschen Sie dann in die normale Rückenlage zurück und spüren Sie entspannt nach. Danach die andere Seite.

Variante: Wie oben, jedoch legen Sie die linke Hand nicht neben den Körper, sondern an die rechte Rumpfseite, um dort die Dehnung und den Atem zu erspüren.

Lunge weiten und Ausatmung verlängern

Legen Sie sich auf den Rücken und stellen Sie die Beine auf. Strecken Sie dann den rechten Arm hinter den Kopf und das linke Bein in die Verlängerung des Körpers. Schieben Sie Arm und Bein auseinander und atmen Sie dabei durch die Nase ein. ❷

Führen Sie dann langsam ausatmend den rechten Arm und das linke Bein in Richtung Bauch, legen die Hand über das Knie und ziehen Sie es noch näher zum Bauch. ❸ Warten Sie die Ausatmung geduldig ab. Danach Bein und Arm in die Ausgangslage zurückführen. 4- bis 6-mal wiederholen. Danach nachspüren und anschließend die Übung gegengleich ausführen.

Variante: Führen Sie die Übung aus, indem Sie beide Arme nach hinten strecken und dann ausatmend beide Knie zum Bauch ziehen.

Tipp: Bei Knieproblemen bitte die Hand in die Kniekehle legen.

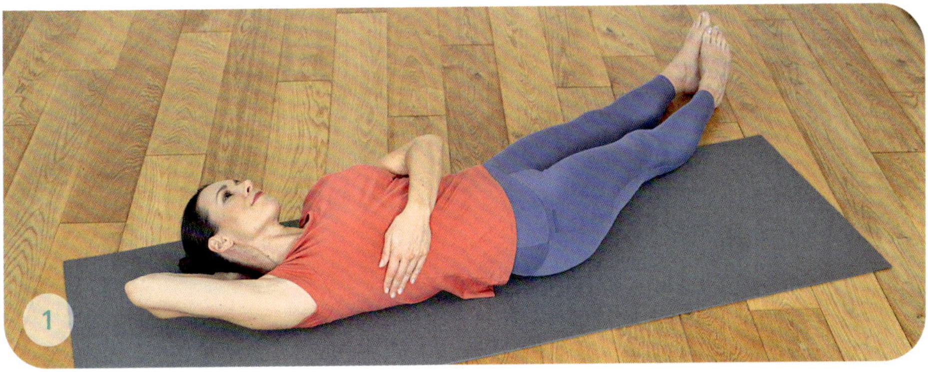
1

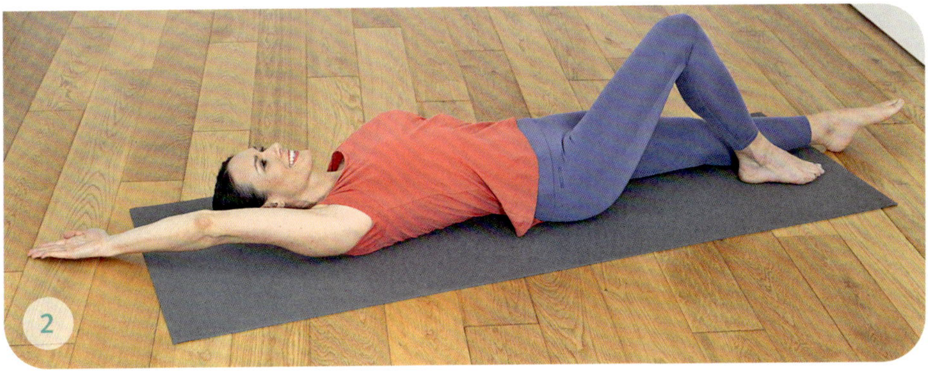
2

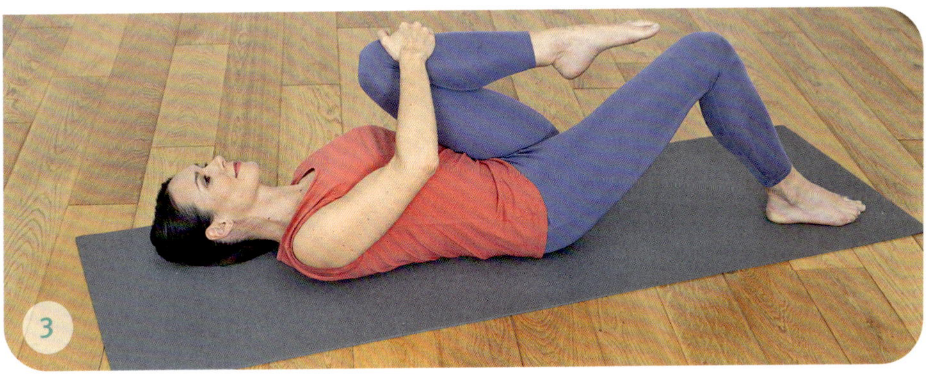
3

Rippen- und Flanken dehnen aus Seitenlage, Atem vertiefen

Legen Sie sich auf die linke Seite und legen Sie den Kopf auf die linke Hand. Winkeln Sie das obere rechte Bein an und legen Sie das Knie vor dem Körper ab, sodass Sie stabil liegen. Heben Sie nun den rechten Arm an und verschränken Sie beide Hände hinter dem Kopf. Die Ellenbogen liegen nun etwa aufeinander. ❶ Lassen Sie den Atem durch die Nase einströmen, während Sie den oberen Ellenbogen anheben und den Arm mit dem ganzen Oberkörper nach hinten drehen. ❷ Danach langsam die Luft durch die Lippenbremse ausströmen lassen und den Oberkörper wieder nach vorne in die Ausgangsstellung drehen. Die Übung 4- bis 6-mal wiederholen. Noch intensiver ist die Übung, wenn Sie in der Dehnposition 2–6 Atemzüge liegen bleiben und den Atem gelöst fließen lassen.

Drehen Sie sich dann auf den Rücken und spüren Sie der Übung nach. Vergleichen Sie beide Seiten. Dann auf die rechte Seite legen und zu dieser Seite ausführen.

Variante: Wie oben, jedoch strecken Sie diesmal den oberen rechten Arm in der Seitenlage in Schulterhöhe nach vorne. Führen Sie diesen Arm dann einatmend im weiten Bogen nach hinten über den Kopf hinweg, bis er etwa in Schulterhöhe auf der anderen Körperseite liegt. Der Oberkörper und der Kopf drehen dabei mit. ❸ Verharren Sie 2–6 Atemzüge in dieser Dehnstellung und nehmen Sie die Dehnung im rechten Brustkorb- und Rippenbereich bewusst wahr.

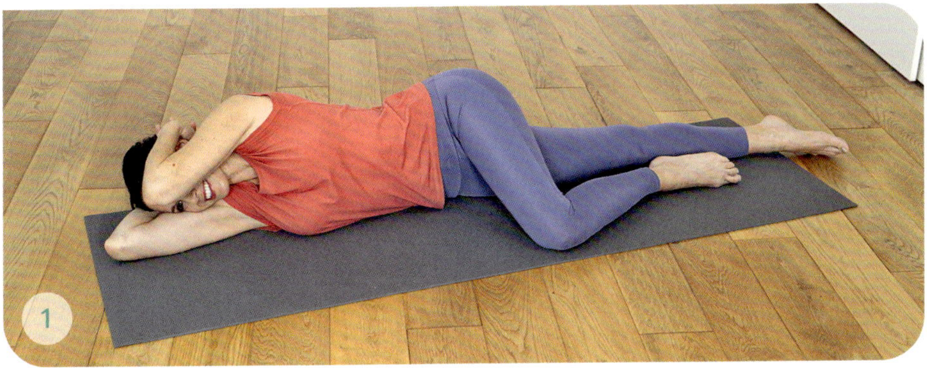
1

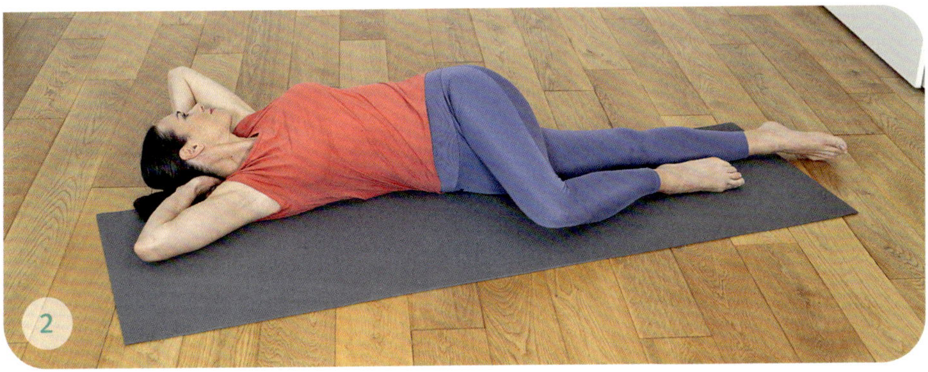
2

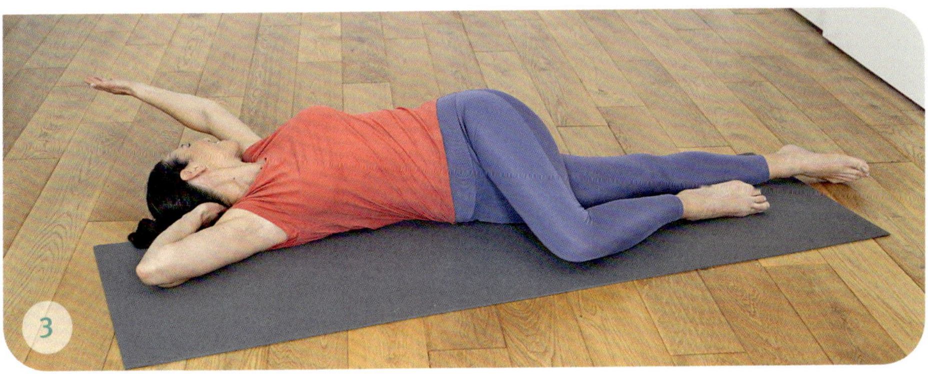
3

Flankenatmung forcieren und Ausatmung verlängern

Legen Sie sich auf die rechte Seite, ziehen Sie beide Knie an und legen Sie sie vor sich ab. Legen Sie die untere Hand bequem unter den Kopf und stellen Sie die andere Hand vor dem Brustkorb stabilisierend auf. ❶ Lassen Sie den Atem einige Male natürlich kommen und gehen und beobachten Sie ihn ruhig und entspannt. Strecken Sie dann einatmend den oberen Arm nach hinten in die Verlängerung des Körpers, das obere Bein strecken Sie ebenfalls in die Länge, sodass die obere Körperseite weit und gedehnt ist. ❷

Mit der Ausatmung ziehen Sie das obere Knie in Richtung Bauch und umgreifen es mit der oberen Hand. Atmen Sie langsam, gelöst und lange aus. ❸ 4- bis 6-mal wiederholen.

Danach in Rückenlage nachspüren und beide Seiten vergleichen. Dann auf die linke Seite legen und Übung ausführen.

Variante 1: Bleiben Sie 4–6 Atemzüge in der gestreckten Dehnlage liegen.

Variante 2: Strecken Sie beide Arme (sodass der Kopf dazwischen liegt) und Beine und lassen Sie den Atem einige Male kommen und gehen. Spüren Sie auch bei den Varianten immer wieder in einer bequemen Seit- oder Rückenlage nach.

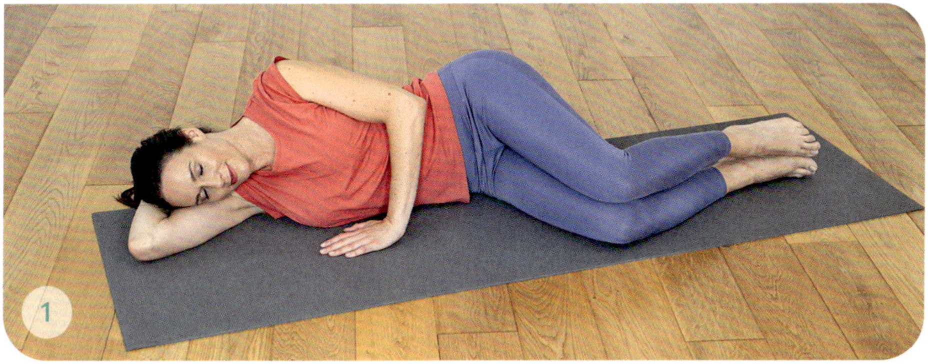
1

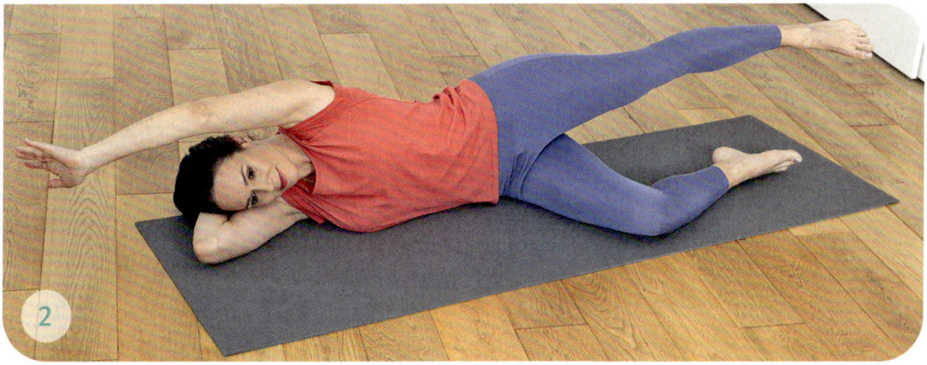
2

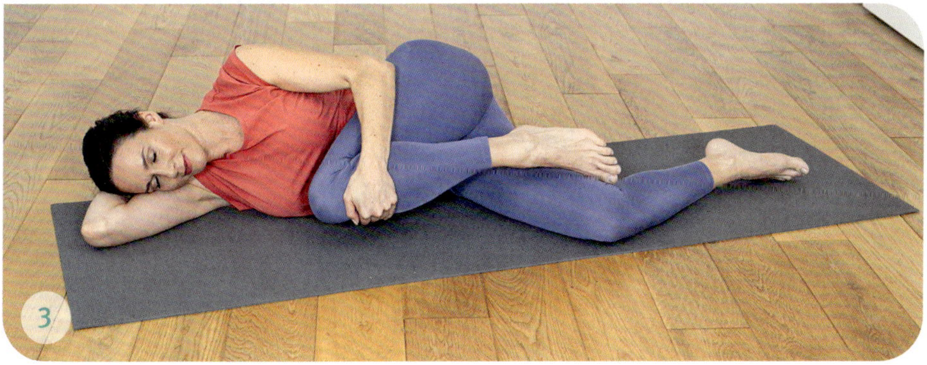
3

Dehnung und Mobilisation mit Handtuch

Übungen mit einem Handtuch unterstützen Kräftigungs-, Dehnungs- und Mobilisationsübungen. Außerdem können sie helfen, die Ausatmung zu verlängern.

Ein Handtuch ist ein sehr praktisches Hilfsmittel für Atemübungen. Mit dem Handtuch können Sie Schwungübungen wie Pendelschwünge neben dem Körper oder Achterkreise machen, um den Atem anzuregen und den Brustkorb zu mobilisieren. Zudem ermöglicht es Wahrnehmungsübungen für die Bauch-, Flanken- und auch Rückenatmung.

Dehnungsübungen werden intensiver und auch Kräftigungsübungen für die Atemmuskeln sind mit dem Handtuch vorteilhaft. Bei diesem Übungsproramm mit dem Handtuch geht es vor allem um Atemanregungs-, Mobilisations- und Dehnungsübungen. Außerdem verhilft das Handtuch bei manchen Übungen zu einer besseren Ausatmung, bei der die Lunge von verbrauchter Luft befreit wird.

Bei allen Übungen gilt: Rollen Sie das Handtuch der Länge nach zusammen. Alternativ können Sie auch einen Bademantelgürtel oder einen Schal verwenden.

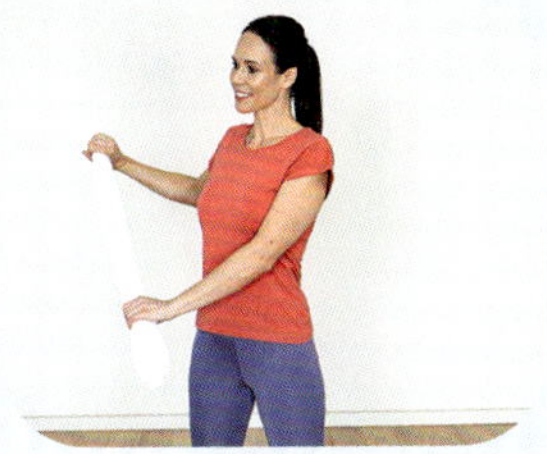

Schwungübung (Seite 116)

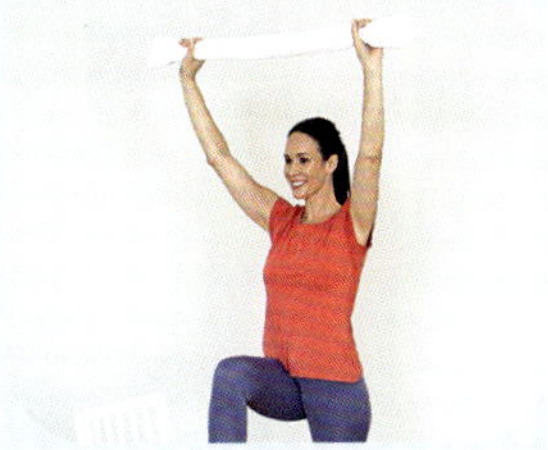

Atemräume (Seite 118)

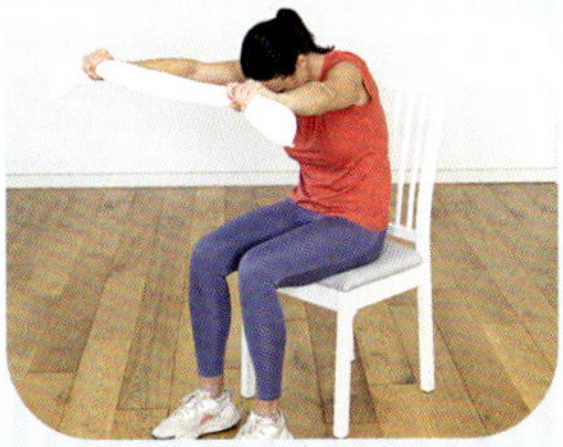

Rückenatmung (Seite 118)

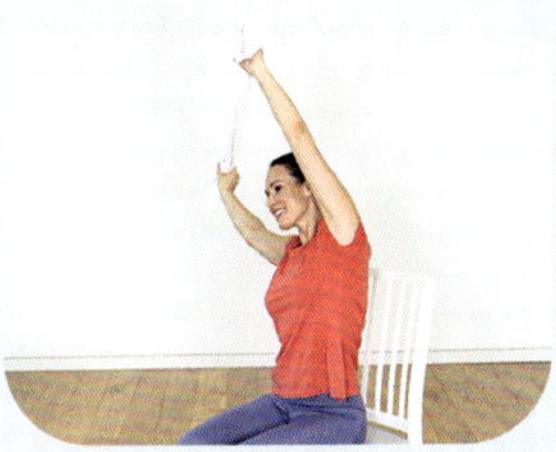

Flankenatmung (Seite 120)

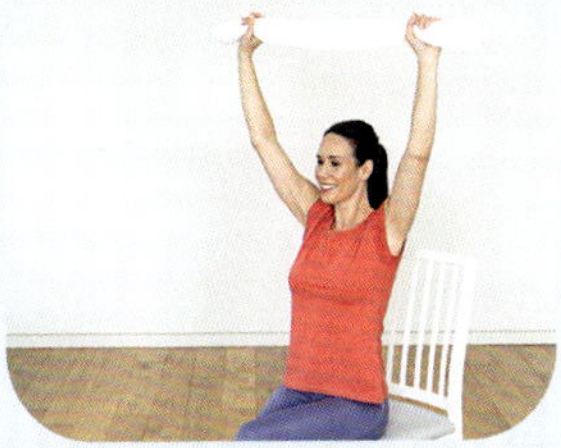

Zwerchfellatmung (Seite 122)

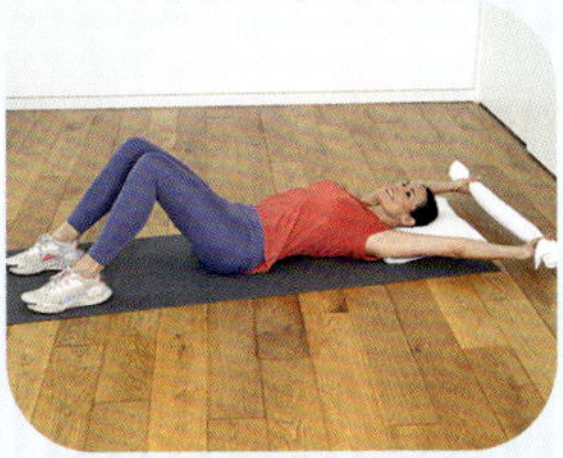

Gegen Rückenschmerzen (Seite 122)

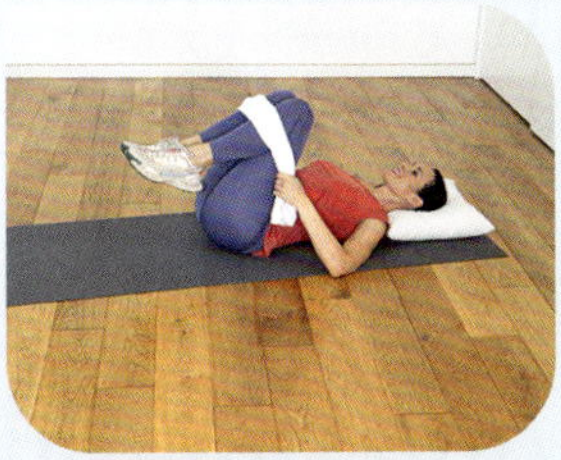

Rückenlage (Seite 124)

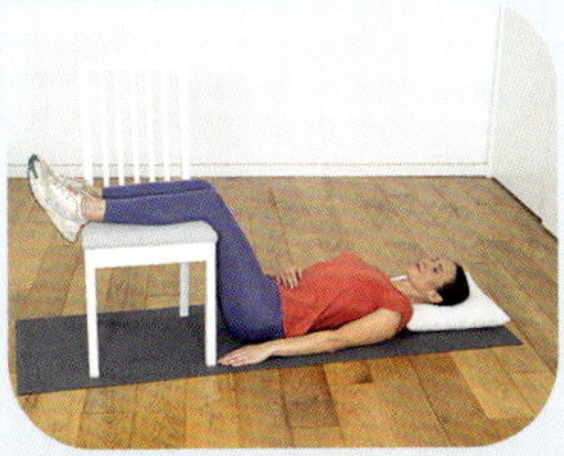

Entspannung (Seite 124)

Schwungübung: Atem anregen und Brustkorb mobilisieren

Diese Übung sollte immer wieder am Tag ausgeführt werden, da sie den Brustkorb mobilisiert und die verhärteten Muskeln und Faszien löst und lockert. Stellen Sie sich aufrecht mit leicht gegrätschten Beinen auf den Boden und nehmen Sie das zusammengerollte Handtuch etwas mehr als schulterbreit zwischen beide Hände und halten Sie es gespannt vor dem Becken. Schwingen Sie das gespannte Handtuch in Achterschwüngen abwechselnd an der rechten und linken Körperseite vorbei nach hinten und oben. Der Rumpf ist bei dieser Drehbewegung aktiv beteiligt. ❶ Lassen Sie dabei den Atem natürlich fließen; 10–30 Sekunden oder länger. Diese Übung können Sie auch im Sitzen ausführen.

Bleiben Sie dann aufrecht stehen und strecken Sie das Handtuch einatmend weit nach oben über den Kopf. Gleichzeitig stellen Sie das rechte Bein nach hinten, sodass die Zehenspitze noch den Boden berührt. Ausatmend die Arme senken und das Bein zurückstellen. Die Ausatmung abwarten und beim nächsten Einatemimpuls die Übung mit dem anderen Bein ausführen. Jede Seite 4- bis 6-mal. ❷

Variante 1: Während der Ausatmung in den Knien mitwippen.

Variante 2: Einatmend die Arme mit dem Handtuch diagonal nach links oben anheben und das rechte Bein zur Seite strecken, sodass die Großzehenspitze gerade noch den Boden berührt. ❸ Ausatmend das Bein zurückführen und beide Arme senken. In der aufrechten Haltung in den Knien so lange mitwippen, wie Sie ausatmen. Danach zur anderen Seite.

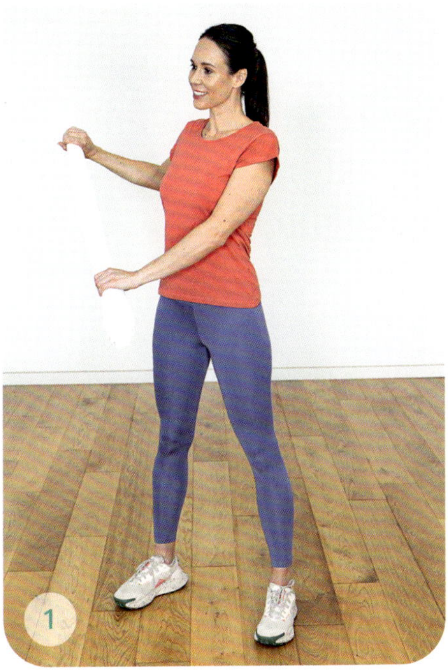
1

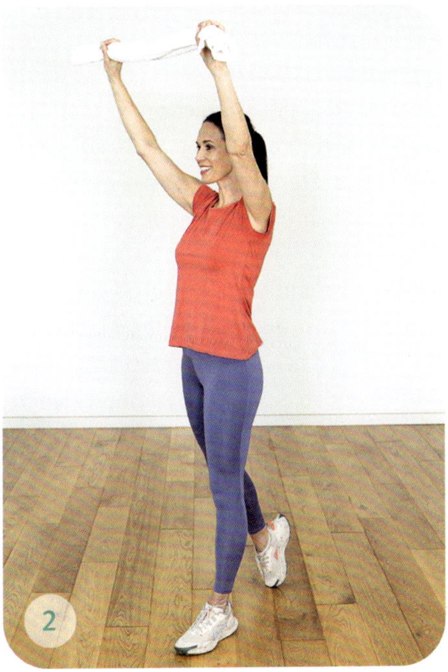
2

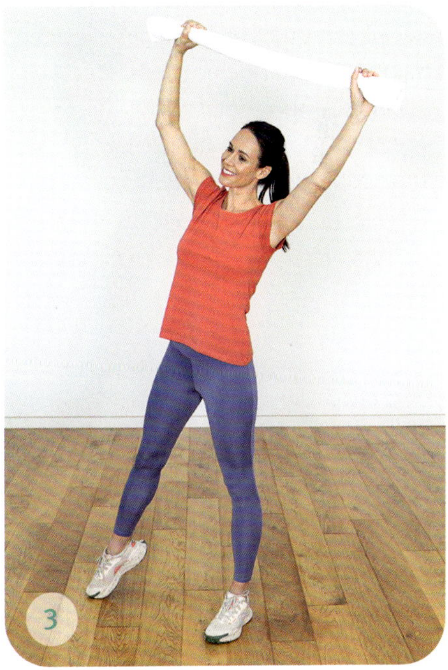
3

Atemräume weiten und Ausatmung verstärken

Stellen Sie sich vor einen Stuhl oder Hocker und setzen Sie einen Fuß auf die Sitzfläche. Führen Sie dann einatmend die Handtuchrolle weit nach oben und strecken Sie Arme und Rumpf. Beugen Sie dann den Oberkörper ausatmend über den Oberschenkel des aufgestellten Beins und führen die Hände und das Handtuch zu dem Fuß auf der Sitzfläche. 1
Nehmen Sie sich für die Ausatmung genügend Zeit und heben mit der nächsten Einatmung die Arme mit dem Handtuch wieder an. 4- bis 6-mal wiederholen; danach entspannt nachspüren. Dann die Übung mit dem anderen Bein ausführen.

Rückenatmung und Schultermuskelkräftigung

Die Muskeln zwischen den Schulterblättern sind fast immer zu schwach, unter anderem wegen der häufig vorgebeugten Haltung. Bei dieser Übung werden die Haltemuskeln aktiviert und der hintere Teil der Lunge durchlüftet.

Setzen Sie sich aufrecht auf das vordere Drittel eines Stuhls und halten Sie die Handtuchrolle in Höhe des Brustkorbs mit angewinkelten Ellenbogen breit zwischen den Händen. Strecken Sie dann einatmend die Arme nach vorne, dehnen Sie den oberen Rücken etwas nach hinten und ziehen Sie gleichzeitig das Kinn nach unten in Richtung Brustbein. 2

Atmen Sie dann langsam durch die Lippenbremse aus und ziehen Sie dabei die Ellbogen nach hinten. Kommen Sie so zurück in den aufrechten Sitz und ziehen Sie die Ellenbogen in kleinen Bewegungen so lange Sie ausatmen können weit zurück. Den Atem dabei stoßweise und weich ausfließen lassen. 3

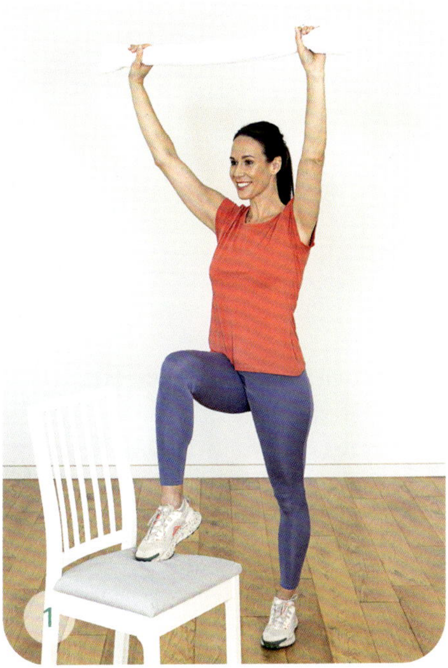
1

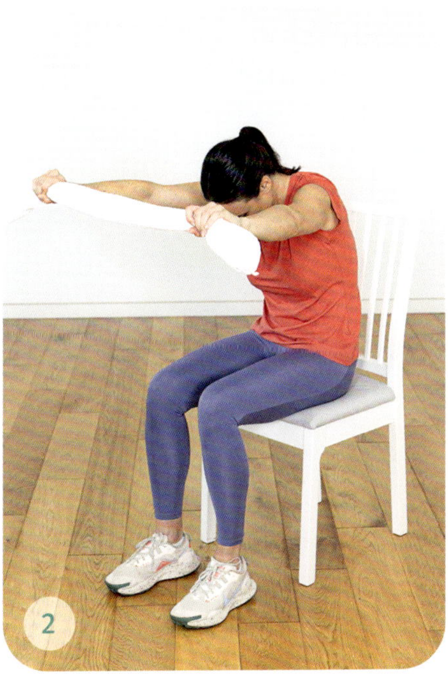
2

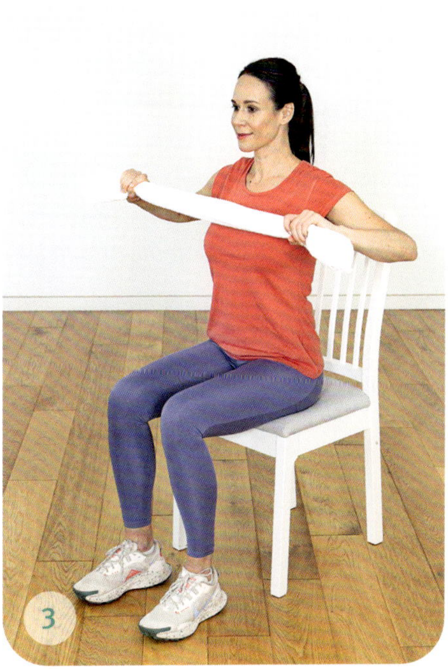
3

Flankenatmung und Brustkorbdehnung

Setzen Sie sich aufrecht auf das vordere Drittel eines Stuhls und halten die Handtuchrolle breit zwischen den Händen. Führen Sie die Arme nach oben und halten Sie das Handtuch gespannt. Atmen Sie durch die Nase ein, dann durch die Lippenbremse langsam aus und beugen dabei den Oberkörper zur rechten Seite. ❶ Kommen Sie einatmend wieder in die aufrechte Haltung mit nach oben gestreckten Armen. Dann ausatmend zur anderen Seite beugen. Zu jeder Seite 4- bis 6-mal wiederholen.

Variante: Beugen Sie den Oberkörper ausatmend wieder zur rechten Seite und halten Sie diese Dehnposition. Atmen Sie 4- bis 6-mal langsam und den Atem beobachtend ein und aus. Erspüren Sie die vermehrte Dehnung in der linken Seite und nehmen Sie wahr, wie die Rippen auseinanderziehen und Raum schaffen. Versuchen Sie, auch beim Ausatmen die Dehnung beizubehalten und achten Sie auch darauf, dass beide Gesäßhälften bzw. die Sitzbeinknochen die Sitzfläche berühren. Vergleichen Sie beide Brustkorbseiten. Danach nach links neigen.

Variante 2: Diese sehr effektive Übung können Sie auch im Stehen im breiten Grätschstand ausführen; mit Handtuch oder Besenstiel. ❷

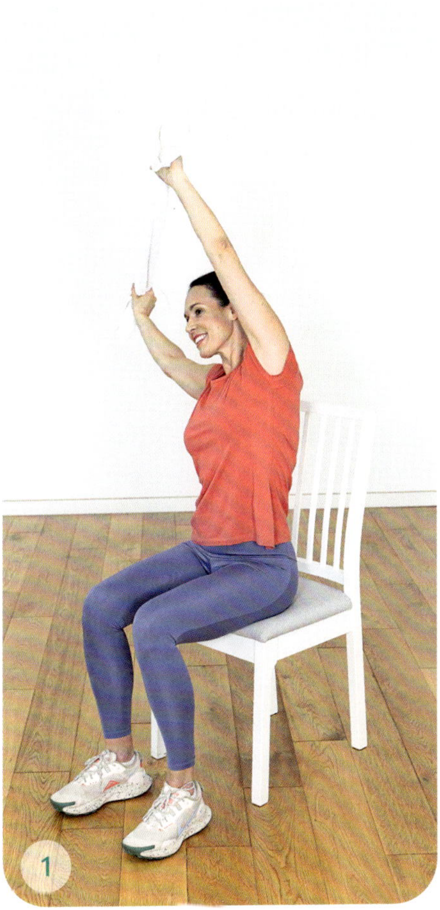
1

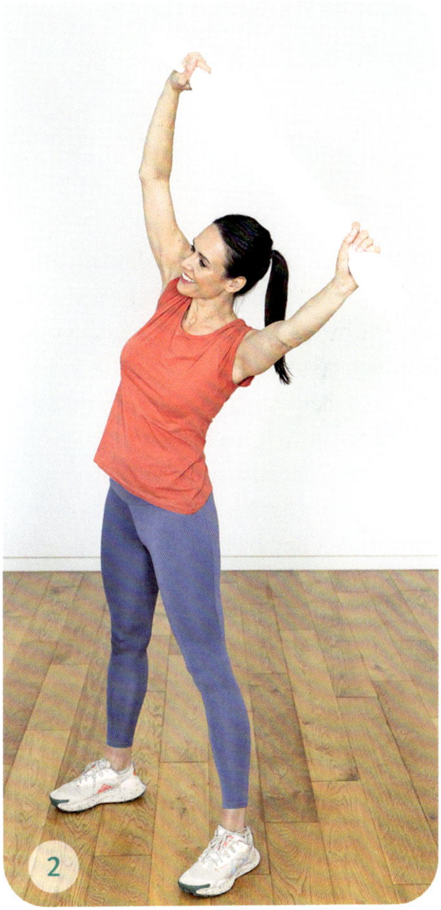
2

Zwerchfellatmung unterstützen

Setzen Sie sich aufrecht auf das vordere Drittel eines Stuhls und halten Sie die Handtuchrolle schulterbreit zwischen den Händen. Atmen Sie durch die Nase ein; beim langsamen Ausatmen strecken Sie die Arme weit nach oben, spannen das Handtuch und strecken gleichzeitig das rechte Bein nach vorne. Die Ferse berührt den Boden. ❶ Senken Sie dann ausatmend die Arme und ziehen Sie das rechte Knie zum Bauch. Legen Sie dabei das Handtuch um das Knie und ziehen Sie es, immer noch ausatmend, in kleinen Bewegungen nach oben. ❷ 4- bis 6-mal wiederholen. Danach nachspüren und anschließend mit dem anderen Bein üben.

Variante: Üben Sie abwechselnd mit dem rechten und linken Bein.

Gegen Rückenschmerzen – Ausatmung vertiefen

Legen Sie sich auf den Rücken und stellen Sie die Beine auf. Einatmend führen Sie die Arme mit dem Handtuch weit nach hinten. ❸ Ausatmend die Arme nach vorne führen, beide Knie zum Bauch ziehen und das Handtuch über die Knie legen. Schaukeln Sie die Knie so lange wie Sie ausatmen können locker zum Bauch. Spüren Sie dabei die angenehme Dehnung im Kreuzbereich. Zum Einatmen die Beine wieder aufstellen und die Arme nach hinten strecken. 8- bis 12-mal wiederholen, danach nachspüren. Achten Sie auch auf Ihren unteren Rücken, der von dieser Übung auch sehr profitiert.

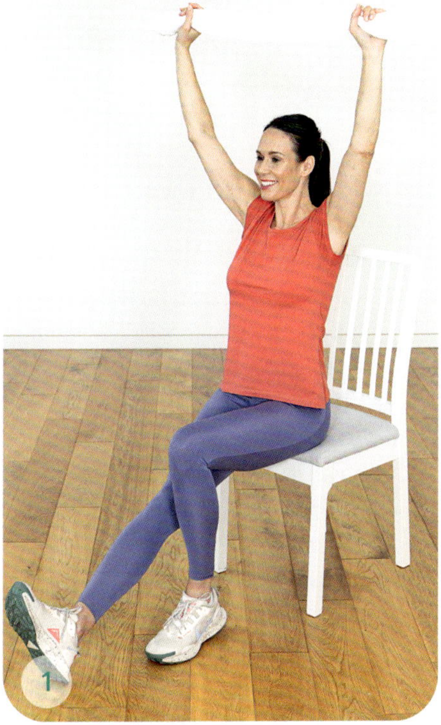
1

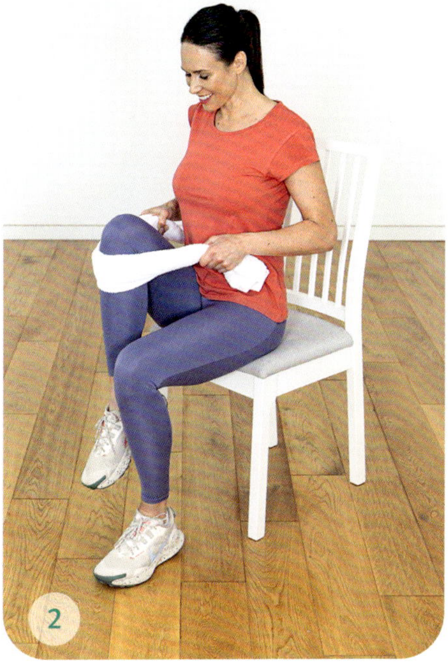
2

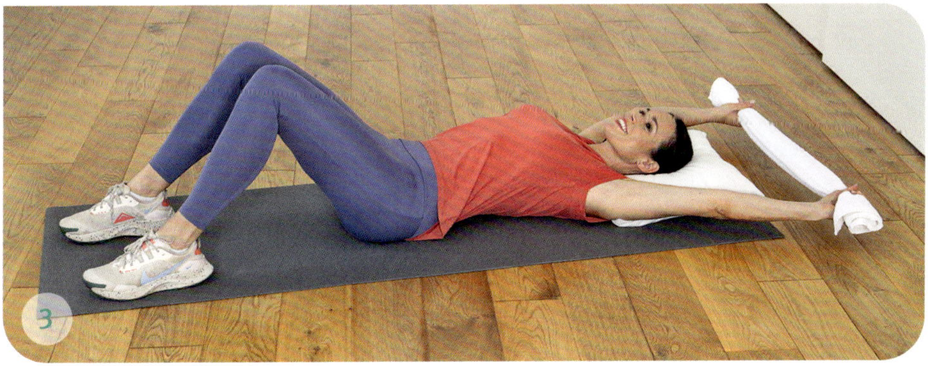
3

Ausatmung in gestreckter Rückenlage unterstützen

Die vorherige Übung können Sie auch gut im Liegen ausführen. Legen Sie sich auf den Rücken, strecken Sie die Beine hüftbreit auseinander und führen Sie die Arme mit dem gespannten Handtuch zwischen den Händen weit nach hinten. 1 Bleiben Sie in dieser Dehnposition 2–4 Atemzüge liegen und lassen Sie den Atem langsam und natürlich fließen. Beobachten Sie, wie sich der Bauch hebt und senkt und lassen Sie dem Ausatmen genügend Zeit.

Nach einigen natürlichen Atemzügen atmen Sie durch die Nase ein, dann langsam durch den Mund die Luft ausströmen lassen und dabei das rechte Knie zum Bauch ziehen, die Arme nach vorne führen und das Handtuch über das Knie legen. Während der Ausatmung das Knie in kleinen Bewegungen noch näher zum Körper ziehen. 2 4- bis 6-mal wiederholen, danach entspannt nachspüren. Anschließend Übung mit dem linken Knie ausführen.

Entspannung

Entspannen Sie immer wieder, damit Verhärtungen sich lösen können und der Atem wieder frei fließen kann. Sie können im Liegen, aber auch im Sitzen mit angelehntem Rücken entspannen. Schließen Sie dabei ab und zu die Augen und legen Sie eine Hand oder beide Hände auf den Bauch. Beobachten Sie Ihren Atem zum Bauch hinab. Nehmen Sie wahr, wie der Bauch sich beim Einatmen hebt und beim Ausatmen senkt. Dies geschieht langsam, fließend und weich. Stellen Sie sich dabei eine Welle vor, die kommt und geht und beim Ausatmen ausläuft.

Eine sehr angenehme Entspannungshaltung – auch für Rücken und Nacken – ist die Rückenlage mit aufgelegten Unterschenkeln auf einem Stuhl oder Pezziball. Unter dem Kopf darf ein kleines Kissen oder zusammengefaltetes Handtuch liegen. In dieser Position können Sie entspannen und den Atem beobachten. In der Atementspannung können sich alle Körperzellen erholen. 3

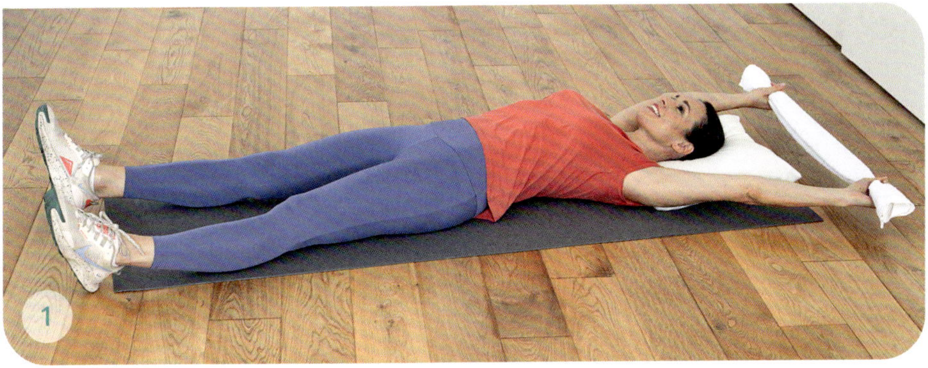
1

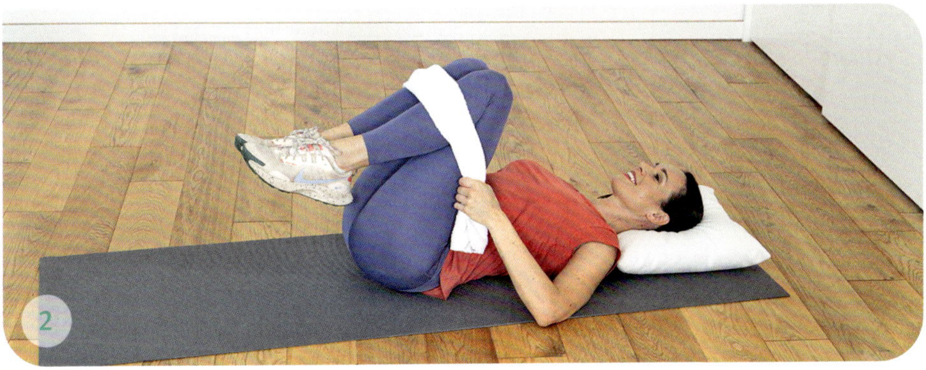
2

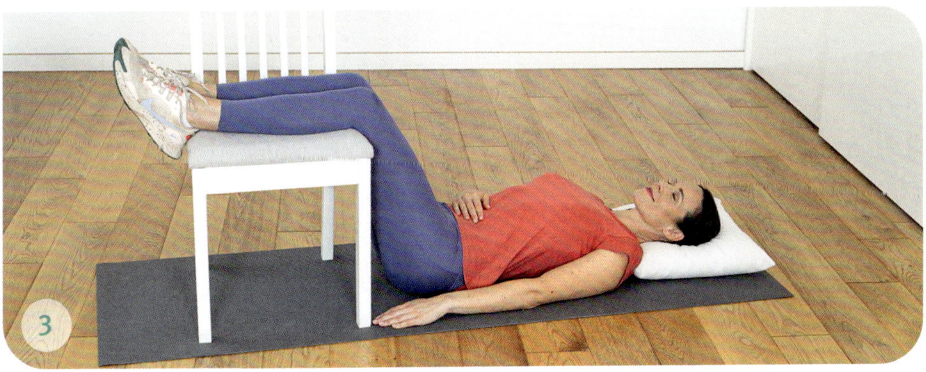
3

Register

Liebe Leserin, lieber Leser,

hat Ihnen dieses Buch weitergeholfen? Für Anregungen, Kritik, aber auch für Lob sind wir offen.
So können wir in Zukunft noch besser auf Ihre Wünsche eingehen.
Schreiben Sie uns, denn Ihre Meinung zählt!

Ihr TRIAS Verlag

https://kundenservice.thieme.de | Lektorat TRIAS Verlag, Postfach 30 05 04, 70445 Stuttgart

/trias.tut.mir.gut /trias_verlag /triasverlag www.trias-verlag.de/newsletter

TRIAS, einer der führenden Ratgeberverlage im Bereich Gesundheit, gehört zur Thieme Gruppe, marktführender Anbieter medizinischer Fachinformationen und Services. Anspruch der Thieme Gruppe ist es, den im Gesundheitswesen tätigen Berufsgruppen sowie allen an Gesundheit Interessierten genau die Informationen und Angebote bereitzustellen, die sie in einer bestimmten Arbeitssituation oder Lebensphase benötigen. Durch die hohe Qualität und zielgruppenspezifische Relevanz der angebotenen Leistungen bereitet Thieme den Weg für eine bessere Medizin und mehr Gesundheit im Leben.

Thieme

Bibliografische Information der Deutschen Nationalbibliothek
Die Deutsche Nationalbibliothek verzeichnet diese Publikation in der Deutschen Nationalbibliografie; detaillierte bibliografische Daten sind im Internet über http://dnb.d-nb.de abrufbar.

Programmplanung: Celestina Filbrandt
Projektmanagement: Sabine Ilg
Redaktion: Magdalena Kieser
Bildredaktion: Christoph Frick, Marie Crämer
Covergestaltung: © Thieme
Layout: CYCLUS · Visuelle Kommunikation, Stuttgart

Bildnachweis
Covermotiv und Bild S. 3: © H. Münch/Thieme
Autorinnenfoto: © H. Münch/Thieme
Inhalt:
People-Fotos: © H. Münch/Thieme
Coach-Zeichnungen: Susi Schaaf, Bellheim
Zeichnungen S. 17, 21, 22, 25, 26, 32 und Einzeichnungen S. 57: Christine Lackner, Ittlingen

Die abgebildeten Personen haben in keiner Weise etwas mit dem Thema zu tun.

1. Auflage 2024

© 2024. Thieme. All rights reserved.
TRIAS Verlag in Georg Thieme Verlag KG
Rüdigerstraße 14, 70469 Stuttgart, Germany
www.trias-verlag.de

Printed in Germany

Satz: Reemers Publishing Services GmbH, Krefeld
Druck: AZ Druck und Datentechnik GmbH, Kempten

Gedruckt auf chlorfrei gebleichtem Papier

ISBN 978-3-432-11853-6

Auch erhältlich als E-Book:
eISBN (ePub) 978-3-432-11854-3

1 2 3 4 5 6

Wichtiger Hinweis: Wie jede Wissenschaft ist die Medizin ständigen Entwicklungen unterworfen. Forschung und klinische Erfahrung erweitern unsere Erkenntnisse. Ganz besonders gilt das für die Behandlung und die medikamentöse Therapie. Bei allen in diesem Werk erwähnten Dosierungen oder Applikationen, bei Rezepten und Übungsanleitungen, bei Empfehlungen und Tipps dürfen Sie darauf vertrauen: Autoren, Herausgeber und Verlag haben große Sorgfalt darauf verwandt, dass diese Angaben dem Wissensstand bei Fertigstellung des Werkes entsprechen. Rezepte werden gekocht und ausprobiert. Übungen und Übungsreihen haben sich in der Praxis erfolgreich bewährt.

Eine Garantie kann jedoch nicht übernommen werden. Eine Haftung des Autors, des Verlags oder seiner Beauftragten für Personen-, Sach- oder Vermögensschäden ist ausgeschlossen.

Das Werk, einschließlich aller seiner Teile, ist urheberrechtlich geschützt. Jede Verwendung außerhalb der engen Grenzen des Urheberrechtsgesetzes ist ohne Zustimmung des Verlages unzulässig und strafbar. Das gilt insbesondere für Vervielfältigung und Verbreitung in gedruckter Form, Übersetzung, Übertragung und Bearbeitung in andere Sprachen oder Fassungen sowie die Einspeicherung und Verbreitung in elektronischen Medienformen (z. B. CD-Rom, DVD, USB-Speicher, Datenbank, cloud-basierter Dienst, e-book und sonstige Formen des electronic publishing) und auch öffentlicher Zugänglichmachung (z. B. Internet, Intranet oder andere leitungsgebundene oder -ungebundene Datennetze), u. a. durch Wiedergabe auf stationären oder mobilen Empfangsgeräten, Monitoren, Smartphones, Tablets oder sonstigen Empfangsgeräten per Download (z. B. PDF, ePub, App) oder Abruf in sonstiger Form etc.

Marken, geschäftliche Bezeichnungen oder Handelsnamen werden nicht in jedem Fall besonders kenntlich gemacht. Aus dem Fehlen eines solchen Hinweises kann nicht geschlossen werden, dass es sich um einen freien Handelsnamen handelt.

Thieme Publikationen streben nach einer fachlich korrekten und unmissverständlichen Sprache. Dabei lehnt Thieme jeden Sprachgebrauch ab, der Menschen beleidigt oder diskriminiert, beispielsweise aufgrund einer Herkunft, Behinderung oder eines Geschlechts. Thieme wendet sich zudem gleichermaßen an Menschen jeder Geschlechtsidentität. Die Thieme Rechtschreibkonvention nennt Autor*innen mittlerweile konkrete Beispiele, wie sie alle Lesenden gleichberechtigt ansprechen können. Die Ansprache aller Menschen ist ausdrücklich auch dort intendiert, wo im Text (etwa aus Gründen der Leseleichtigkeit, des Text-Umfangs oder des situativen Stil-Empfindens) z. B. nur ein generisches Maskulinum verwendet wird.

Datenschutz
Wo datenschutzrechtlich erforderlich, wurden die Namen und weitere Daten von Personen redaktionell verändert (Tarnnamen). Dies ist grundsätzlich der Fall bei Patient*innen, ihren Angehörigen und Freund*innen, z. T. auch bei weiteren Personen, die z. B. in die Behandlung von Patient*innen eingebunden sind.